LA SEXUALITÉ EXPLIQUÉE AUX ADOS

À mes parents qui ont toujours répondu
à mes questions sur la sexualité.
À Pascal pour son tendre soutien.

Dans la même collection :
Ado agenda
Réveillez-vous les mecs !
Collège, mode d'emploi
On n'est plus des bébés
Des mots pour dire...
Génération ordinateur
Pas si facile d'aimer...
Nous, on n'aime pas lire...
Ado Blues...
C'est pas facile de grandir !
Pourquoi tant d'injustice ?
Les années lycée...
L'amitié, c'est sacré !
Nous les filles...
C'est quoi le spiritisme ?
Chacun son look
Sauvons la planète
Je ne sais pas qui je suis
Les miens aussi ils divorcent !
Je ne sais pas quoi lire
La mort, c'est pas une vie
Touche pas à mon corps
Des ados en Europe
Vous y croyez, vous, en Dieu ?
La drogue, vous êtes tous concernés
Nous, les 11-15 ans
Fan Mania
Un copain pas comme les autres...
La violence en direct
Un père, c'est pour la vie
Prêts pour la sixième !
On n'est pas des nuls !
Une nouvelle famille, c'est pas facile !
Et si la joie était là ?
Vous vous sentez seul...
J'apprends à travailler

Connectez-vous sur : **www.lamartiniere.fr**

LA SEXUALITÉ EXPLIQUÉE AUX ADOS

MAGALI CLAUSENER-PETIT
ILLUSTRÉ PAR SOLEDAD

De La Martinière
Jeunesse

S O M M A I R E

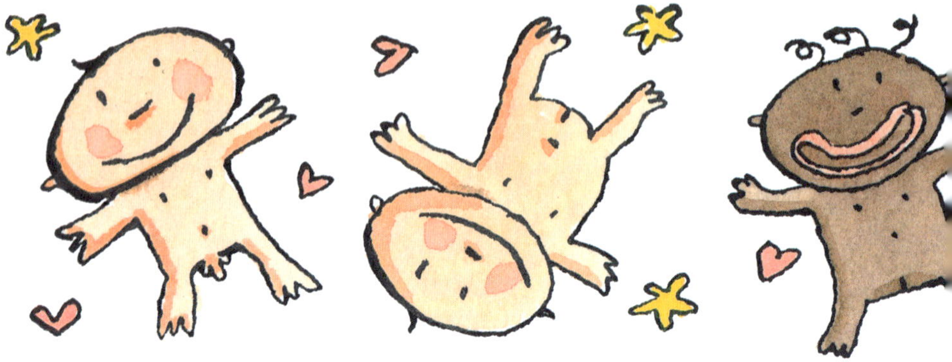

LA SEXUALITÉ ET LA VIE

NOUS AVONS TOUS UN SEXE

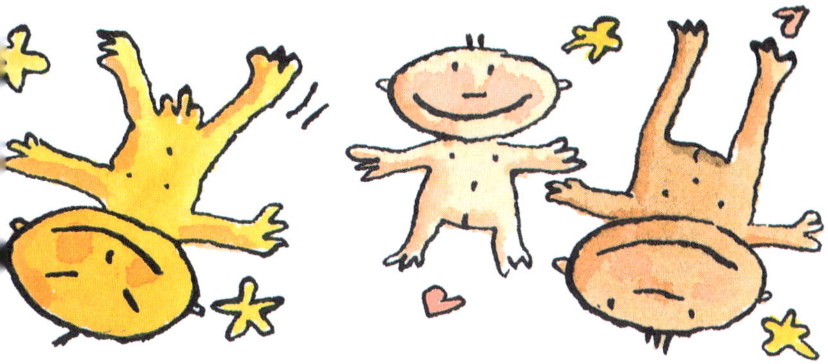

LES RELATIONS SEXUELLES

UNE LONGUE AVENTURE

INTRODUCTION

QUE SE PASSE-T-IL DANS MON CORPS ? C'EST QUOI, UNE ÉRECTION ? D'OU VIENT LE SANG DES RÈGLES ? COMMENT FAIT-ON L'AMOUR ? Y-A-T-IL UN ÂGE POUR ÊTRE AMOUREUX ?

Toutes ces questions vous tourmentent. Car, depuis quelques mois, votre corps se transforme. Chez les filles, les seins poussent. Chez les garçons, les poils apparaissent sur le torse. C'est la puberté qui commence, une période où tout votre corps change. Vous devenez une femme. Vous devenez un homme.

Vous éprouvez alors de nouvelles sensations, de nouveaux désirs. Surtout, vous découvrez votre sexe. Et vous vous interrogez sur la signification de certains mots :

sexualité, éjaculation, masturbation, orgasme… Vous avez envie d'en savoir un peu plus sur ce qui se passe « vraiment » entre un homme et une femme qui font l'amour.
Mais c'est difficile d'en parler à des adultes, et plus encore à vos parents. Vos amis, eux, n'ont pas toujours réponse à tout ! Et puis les mots ne sont pas toujours faciles à trouver… Voilà pourquoi nous avons écrit ce livre. Pour répondre à ces questions qui finissent par vous obséder. Pour vous aider à mieux comprendre ce qui se passe dans votre corps. Enfin, pour vous expliquer, clairement et sans jugement, ce qu'est la sexualité, ce que peut être VOTRE sexualité.

LA SEXUALI

VOYAGE À L'INTÉRIEUR DE NOTRE CORPS

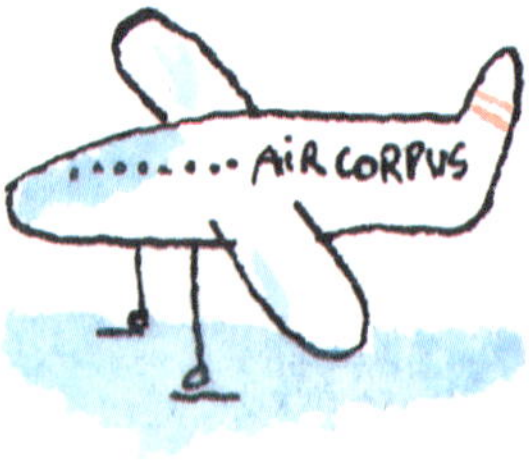

UN BÉBÉ À TOUT PRIX

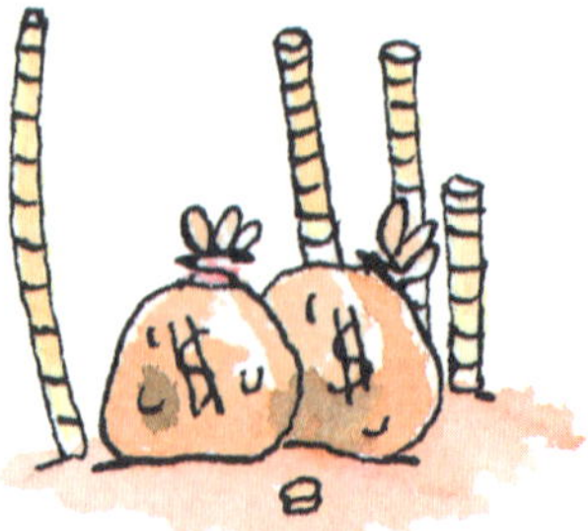

HISTOIRE D'UNE MÉTAMORPHOSE

TÉ ET LA VIE

SANS SEXUALITÉ, PAS DE VIE

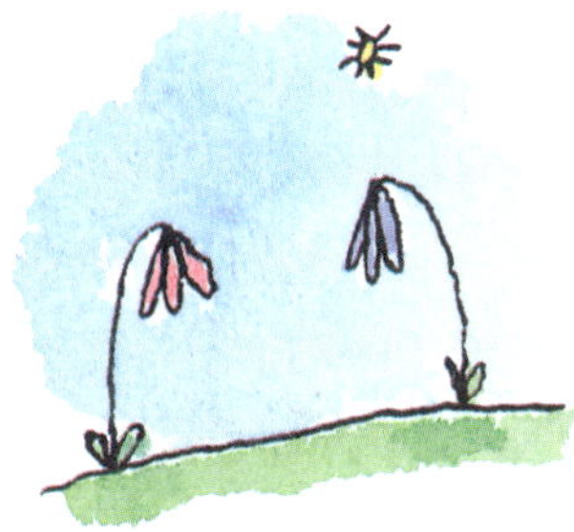

LA COURSE FOLLE DU SPERMATOZOÏDE

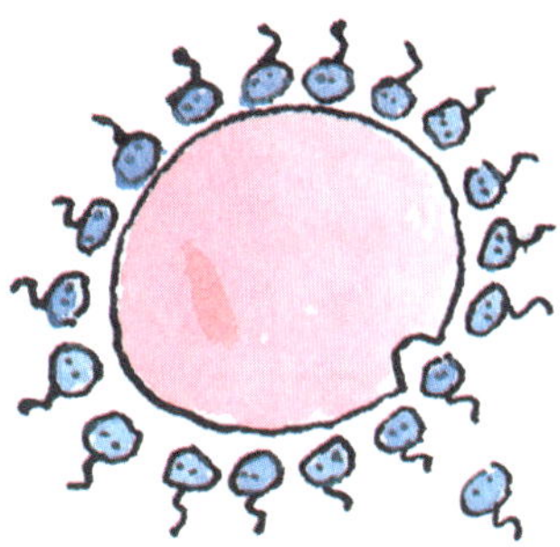

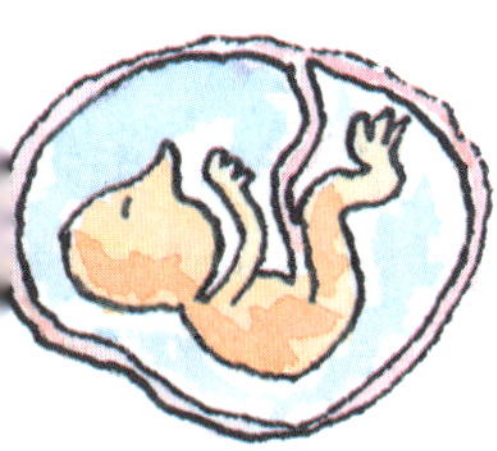

IL EST NÉ LE DIVIN ENFANT

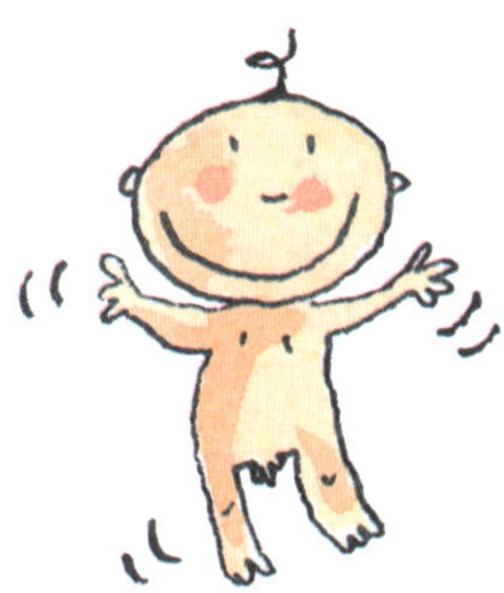

SANS SEXUALITÉ, PAS DE VIE

Bien sûr, vous savez tous comment se font les bébés. Vous savez qu'un bébé ne se retrouve pas par miracle dans le ventre d'une femme! Vous n'ignorez plus que le sexe, les relations sexuelles, bref la sexualité, sont à l'origine de la naissance d'un enfant. Mais vous avez peut-être des difficultés à imaginer ce qui se passe réellement lorsqu'un homme a des relations sexuelles avec une femme. Pourtant, physiquement, c'est très simple : l'homme introduit son sexe, le pénis, dans celui de la femme, le vagin. On appelle cet acte la « pénétration ». Mais les relations sexuelles ne se résument pas à la pénétration. Elles recouvrent tous les baisers et toutes les caresses qu'une femme et un homme échangent avant, pendant et après la pénétration.

Les relations sexuelles sont importantes, parce qu'elles donnent du plaisir, parce qu'elles permettent à deux êtres humains de se « dire » physiquement qu'ils s'aiment et d'avoir un autre échange que le dialogue. Les relations sexuelles font donc naturellement partie de la vie des hommes et des femmes. Ce n'est donc pas un hasard si vous entendez beaucoup parler de sexualité et de sexe autour de vous. Mais ces relations sont également essentielles, parce qu'elles permettent aux êtres humains de se reproduire en ayant des enfants. En fait, c'est très simple : sans relations sexuelles, pas de reproduction, pas de naissance, pas d'enfant, et donc pas de vie.

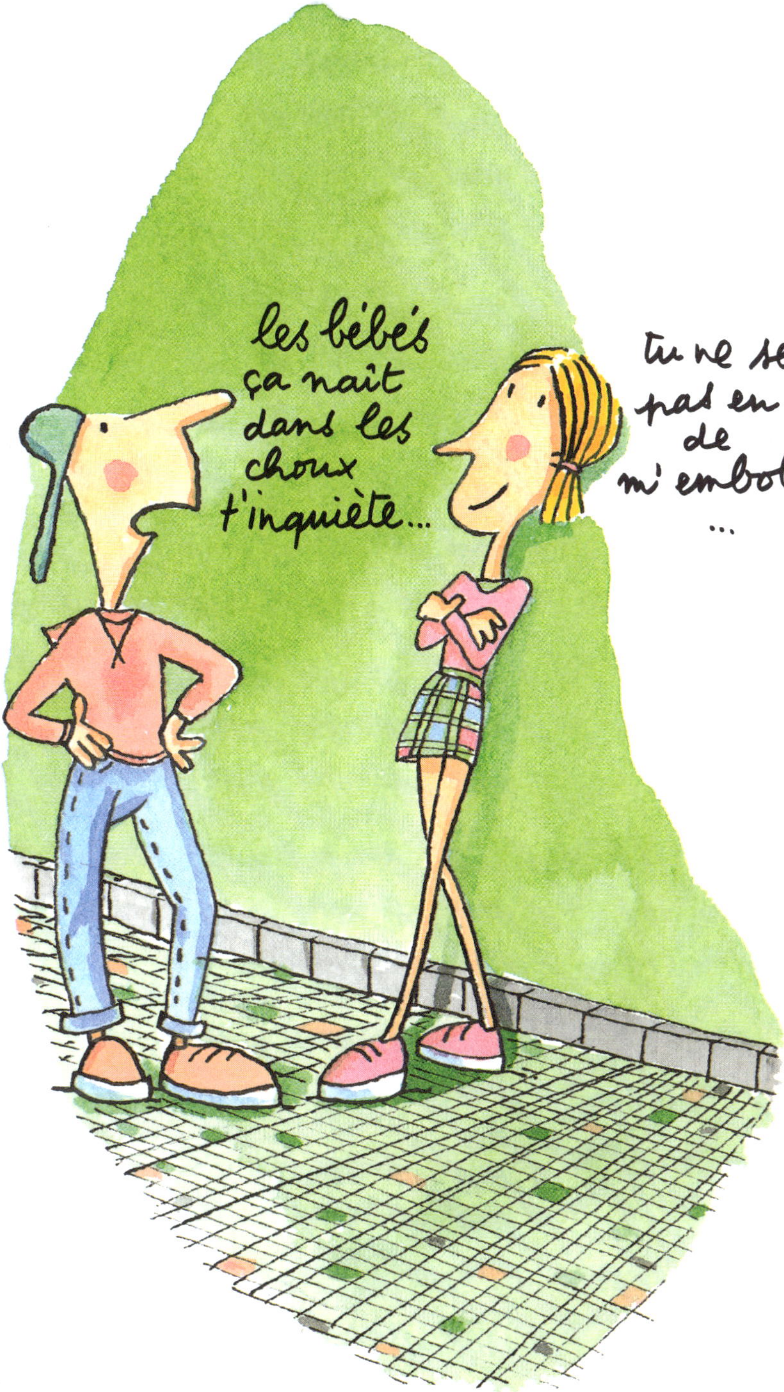
les bébés ça naît dans les choux t'inquiète...
tu ne serais pas en train de m'embobiner ? ...

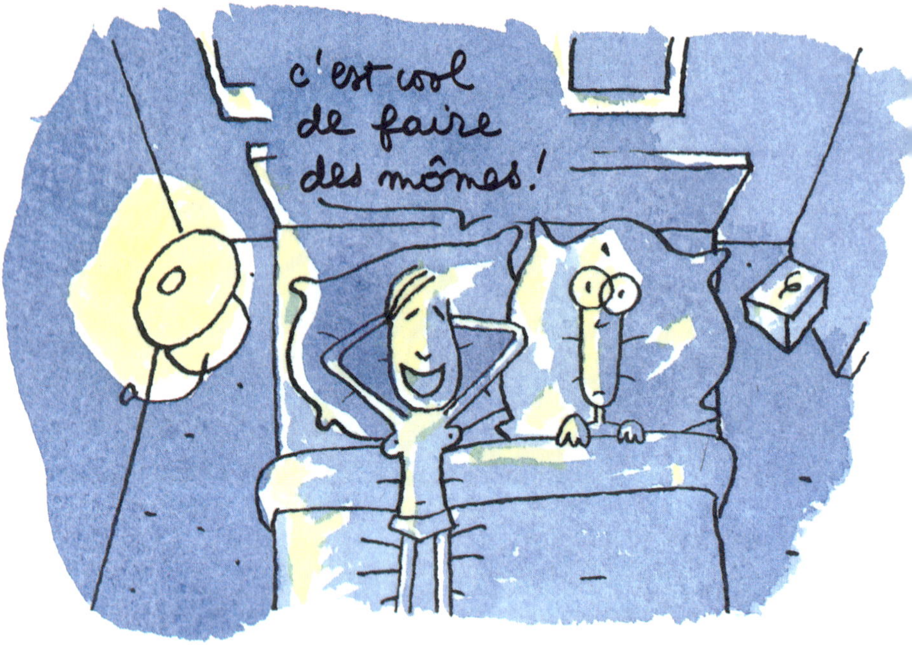

UNE VÉRITABLE AVENTURE

Quand un homme et une femme décident d'avoir un enfant, il s'agit généralement d'un véritable choix. Ils désirent un enfant parce qu'ils s'aiment, parce qu'ils veulent poursuivre leur histoire d'amour au-delà de leurs corps, au-delà de leur vie. Ils souhaitent donner la vie à leur tour. Ils agissent ainsi parce qu'ils ont envie de se « reproduire », de fabriquer un autre être humain. Mais ils désirent également un enfant pour des raisons qu'ils ne soupçonnent parfois même pas : pour s'affirmer à leur tour comme parents auprès de leurs propres parents, pour créer une histoire avec leur enfant, différente de celle qu'ils ont eux-mêmes vécue avec leurs parents...

Pour toutes ces raisons, évidentes ou inconscientes, concevoir un enfant ressemble à une véritable aventure pour un homme et une femme. Une aventure qui commence à l'intérieur de leur propre corps…

Dans la vie, vous vous apercevrez assez vite que les rencontres jouent un rôle très important. Vous-même êtes né d'une rencontre très particulière : celle de votre père et de votre mère. Mieux encore : vous avez été conçu grâce à une autre rencontre extraordinaire… Celle d'un ovule et d'un spermatozoïde.

Ces deux cellules microscopiques vivent une véritable aventure… Et pour la découvrir, il faut plonger à l'intérieur du corps humain.

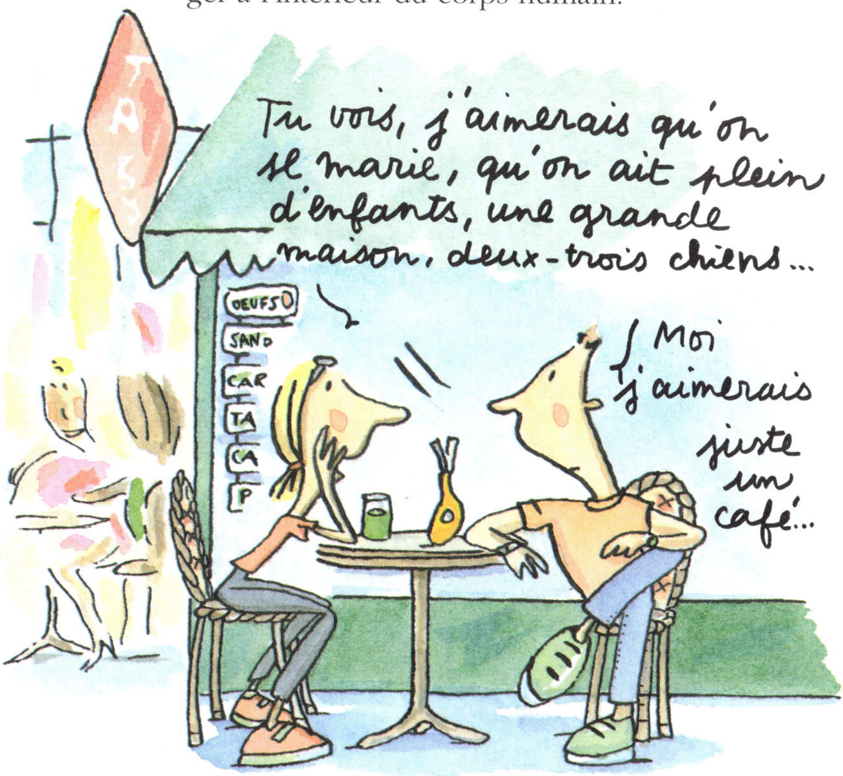
Tu vois, j'aimerais qu'on se marie, qu'on ait plein d'enfants, une grande maison, deux-trois chiens…
Moi j'aimerais juste un café…
OEUFS
SAND
CAR
TA
CA
P

LE PERSONNAGE FÉMININ

Dans cette aventure extraordinaire, le personnage féminin c'est l'ovule. L'ovule est la cellule sexuelle de la femme. Ou plutôt l'une des cellules sexuelles : dès la naissance, 300 000 à 400 000 ovules sont stockés dans les deux ovaires* de la femme. Tous ces ovules sont « enfouis » dans des petits sacs appelés « follicules ». Jusqu'à la puberté, les ovules restent à l'intérieur des ovaires comme s'ils étaient plongés dans un profond sommeil.

Mais voilà qu'à la puberté sonne un drôle de réveil. Les hormones* déclenchent un mécanisme bien particulier : le cycle menstruel. C'est une période qui dure en général 28 jours et qui va se renouveler régulièrement. Désormais, les ovules sont « réveillés ». À chaque cycle, un ovule mûrit, c'est-à-dire qu'il grossit et se développe dans l'un des deux ovaires. Une fois arrivé à maturité, l'ovule surgit de son follicule et se détache de l'ovaire. C'est l'ovulation. Séparé de l'ovaire, l'ovule est recueilli dans le « pavillon » de l'une des deux trompes de Fallope, ces petits canaux qui relient chaque ovaire à l'utérus. Pour l'ovule, la vraie, la grande aventure commence. Car, c'est là, dans ce conduit long et étroit qui mène à l'utérus, que l'ovule peut rencontrer le spermatozoïde de sa vie...

* **OVAIRES :** ce sont les deux glandes sexuelles de la femme où se forment les ovules. Les ovaires produisent également des hormones particulières, les hormones sexuelles.

* **HORMONES :** ce sont des substances chimiques fabriquées par certaines glandes du corps, comme les ovaires ou comme l'hypophyse, qui se trouve à la base du cerveau. Les hormones circulent dans le sang et agissent sur le fonctionnement du corps.

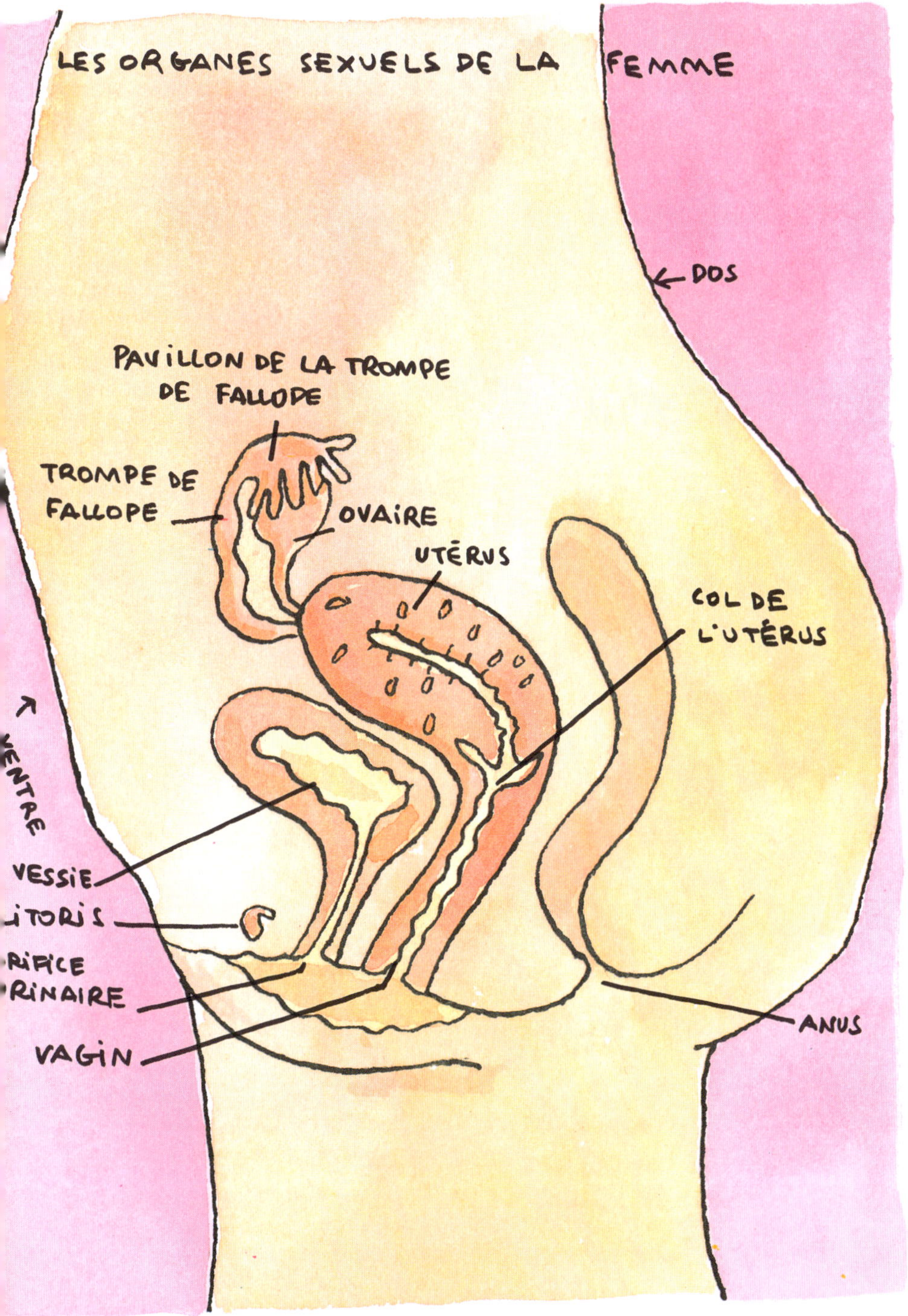
LES ORGANES SEXUELS DE LA FEMME
DOS
PAVILLON DE LA TROMPE DE FALLOPE
TROMPE DE FALLOPE
OVAIRE
UTÉRUS
COL DE L'UTÉRUS
VENTRE
VESSIE
LITORIS
RIFICE
RINAIRE
VAGIN
ANUS

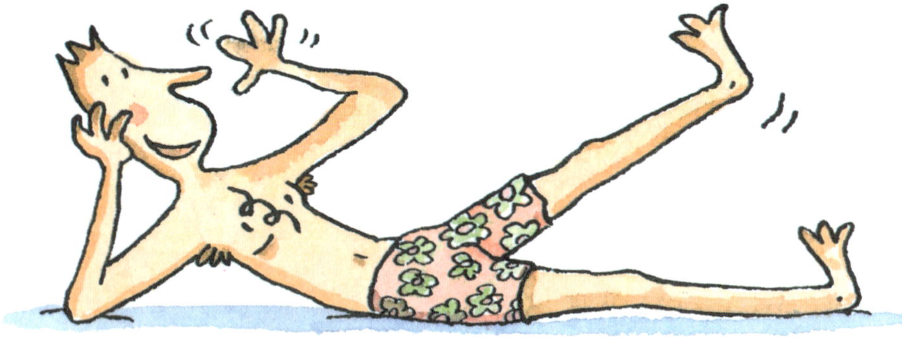

LE PERSONNAGE MASCULIN

Le spermatozoïde est la cellule sexuelle de l'homme. Il est fabriqué, avec des millions d'autres spermatozoïdes, dans les deux testicules de l'homme. Comme l'ovule chez la femme, le spermatozoïde doit « mûrir ». Pour cela, il effectue un long parcours dans des tubes très fins appelés « tubes séminifères* ». Après avoir réalisé ce voyage, le spermatozoïde sort du testicule par l'intermédiaire du « canal déférent ». Ce canal pénètre dans l'abdomen et aboutit aux « vésicules séminales ». C'est là, dans ces vésicules séminales, que les millions de spermatozoïdes arrivent et vivent dans un liquide appelé le « sperme* ». Ils attendent l'« éjaculation ». L'éjaculation est un moment très important : c'est en effet à cet instant précis que les spermatozoïdes baignant dans le sperme sont expulsés du pénis de l'homme. Et qu'ils peuvent enfin pénétrer à l'intérieur du corps de la femme.

*** TUBES SÉMINIFÈRES : ces tubes très fins, collés les uns contre les autres, forment les testicules. Ils mesurent entre 30 et 175 centimètres et débouchent sur un long conduit appelé « épididyme ». C'est l'épididyme qui amène les spermatozoïdes dans le « canal déférent » vers les vésicules séminales.**

*** SPERME : le sperme est fabriqué par les vésicules séminales. Ce liquide nourrit les spermatozoïdes et les aide à se déplacer.**

LES ORGANES SEXUELS DE L'HOMME

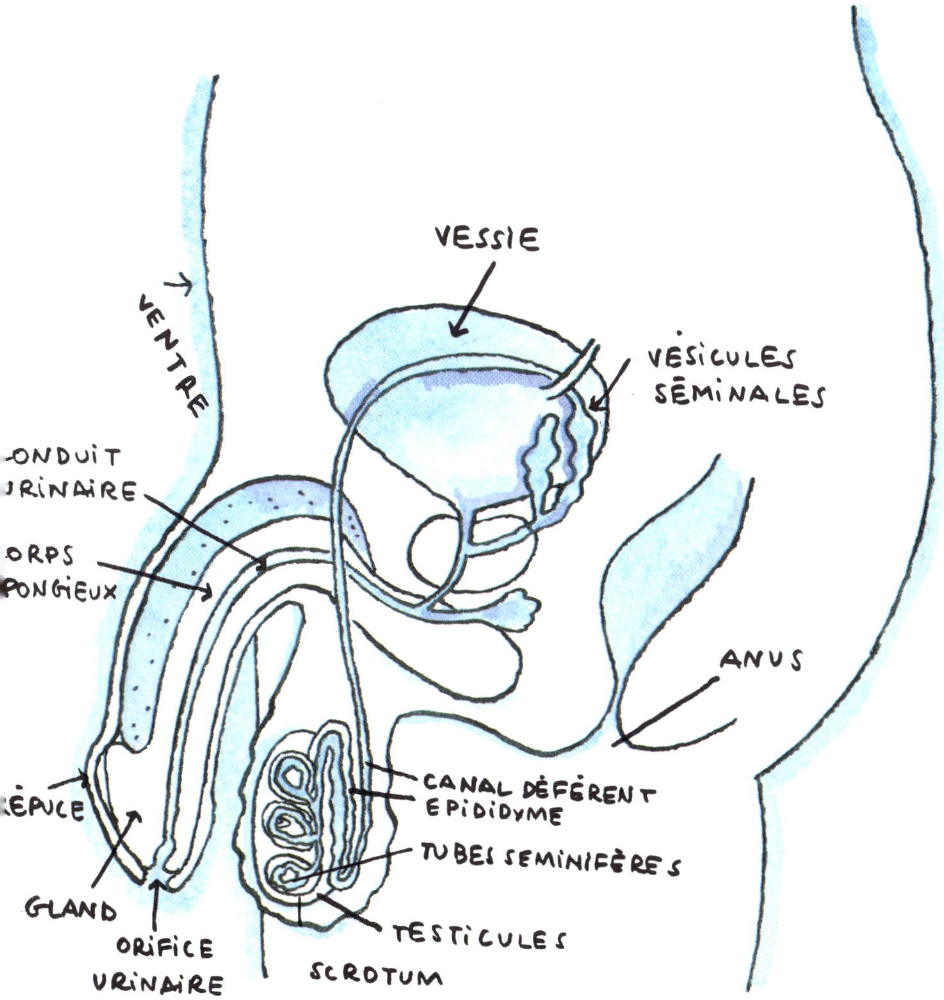

COUPE DE PROFIL

ACTE 1 : LA RENCONTRE

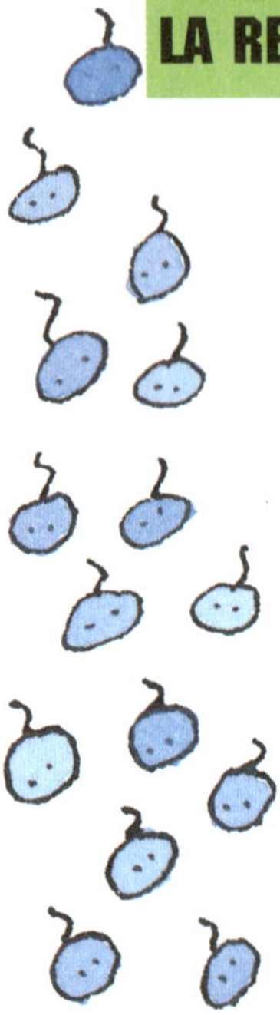

À ce stade de l'histoire, l'ovule et le spermatozoïde, qui vont bientôt se rencontrer, sont encore chacun chez soi : le premier dans la trompe de Fallope, le second dans une vésicule séminale. Heureusement pour eux, l'histoire s'emballe... La femme, dont l'ovule attend d'être fécondé, est dans les bras de l'homme, dont le spermatozoïde patiente avant d'être éjecté. L'homme et la femme s'aiment. Ils s'aiment tellement qu'ils ont décidé d'avoir un enfant ensemble. Ils vont faire l'amour... En faisant l'amour, l'homme introduit son pénis dans le vagin de la femme. Quand l'homme éjacule, il expulse 180 à 300 millions de spermatozoïdes dans le corps de la femme !

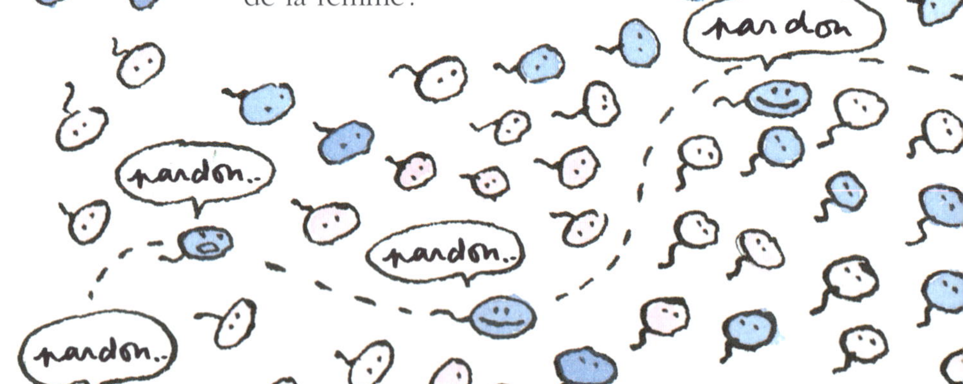

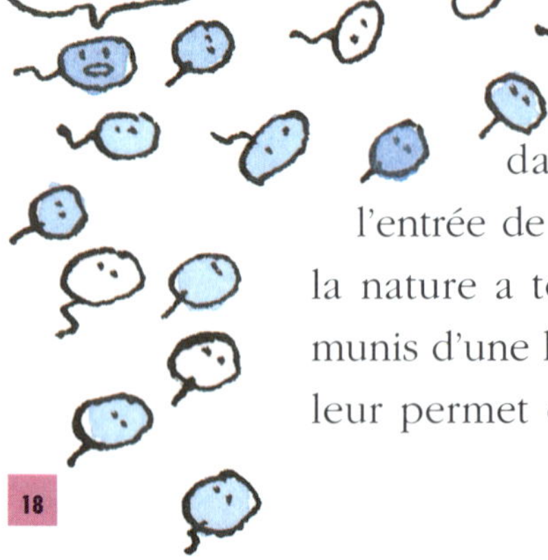

Ces millions de cellules se retrouvent propulsées dans le vagin de la femme, près de l'entrée de l'utérus. Une belle bousculade ! Mais la nature a tout prévu. Les spermatozoïdes sont munis d'une longue queue, appelée « flagelle », qui leur permet de se déplacer très rapidement. Les

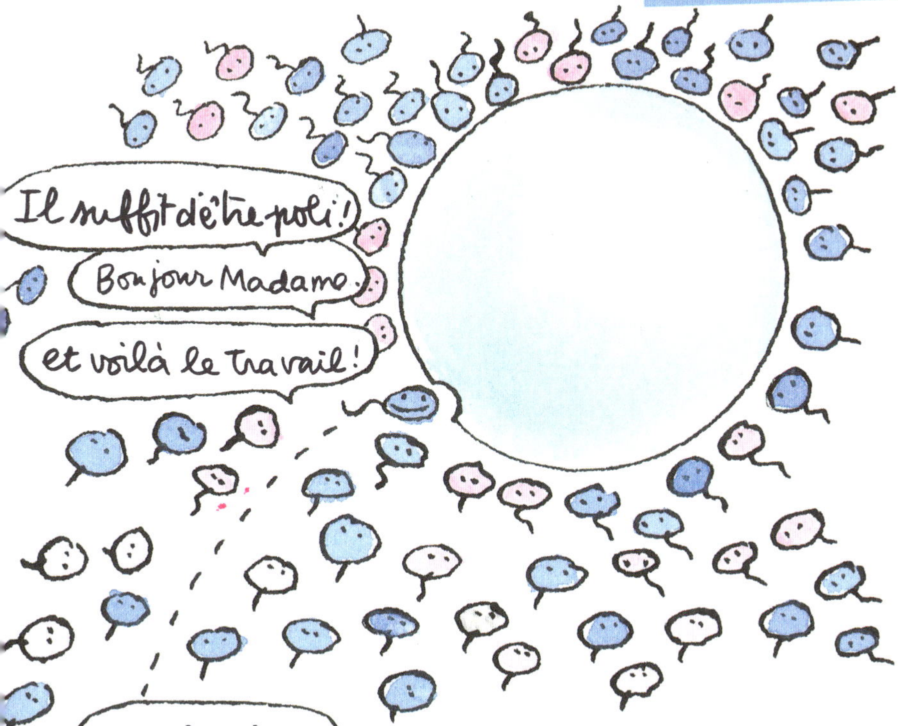
Il suffit d'être poli !
Bonjour Madame.
et voilà le travail !

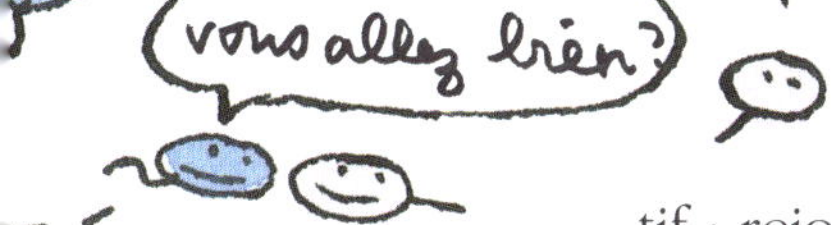
vous allez bien ?

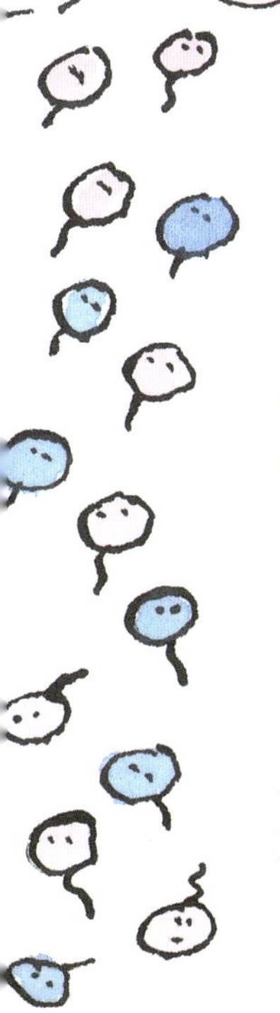

voilà donc qui avancent dans l'utérus. Avec un seul objectif : rejoindre l'unique ovule qui attend, là-haut, dans la trompe de Fallope. Pour y parvenir, les spermatozoïdes doivent franchir l'utérus et progresser dans la trompe de Fallope. Un véritable marathon : il leur faut parcourir 15 à 18 centimètres à une vitesse de 2 à 3 millimètres par minute ! Des millions de spermatozoïdes, épuisés ou peu vigoureux, vont abandonner dès le départ cette course folle dans l'utérus. D'autres s'égarent et sont éliminés, faute d'avoir pu trouver l'entrée de la trompe de Fallope. Les derniers se pressent. Car le temps est compté. L'ovule ne survit pas plus de 48 heures. Alors que les spermatozoïdes peuvent vivre dans l'utérus entre 3 et 6 jours.

Soudain, les centaines de spermatozoïdes qui remontent encore la trompe de Fallope se retrouvent nez à nez avec une énorme cellule : l'ovule! La victoire est-elle proche? Non, pas encore. Car, parmi tous les spermatozoïdes qui entourent, vibrants, l'ovule tant convoité, un seul pourra pénétrer à l'intérieur et le féconder. Ça y est! Un spermatozoïde a réalisé l'exploit : le voilà qui entre dans l'ovule. L'ovule n'accueille qu'un seul spermatozoïde. Pas de chance pour les autres qui sont restés à la porte! Ils vont mourir. Le marathon est terminé. Il aura duré deux heures…

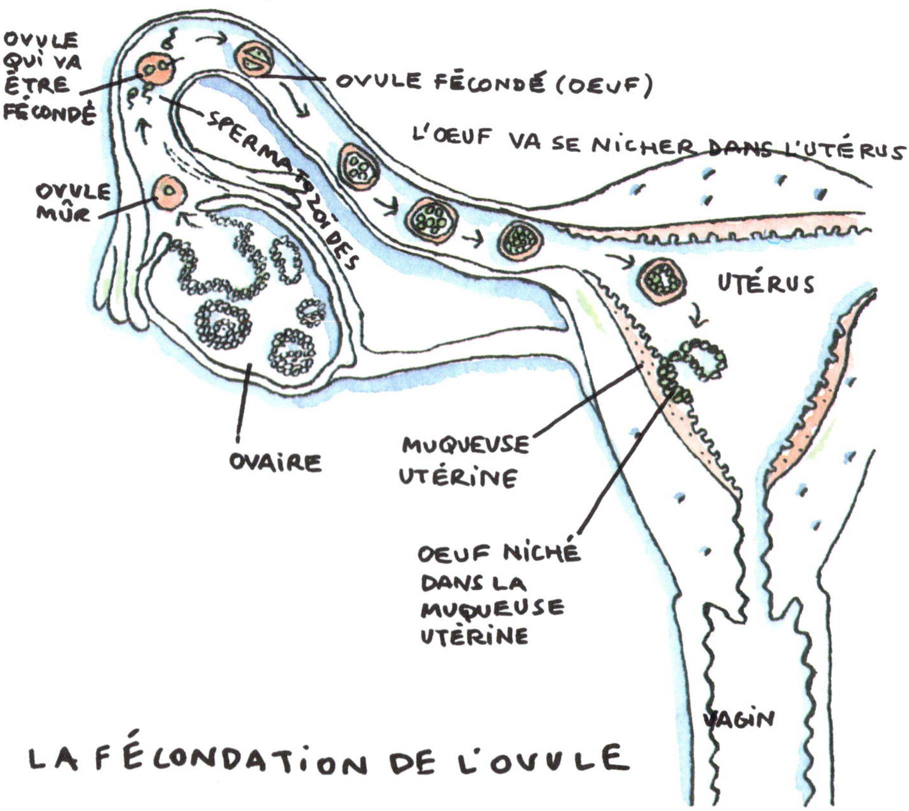

LA FÉCONDATION DE L'OVULE

ACTE 2 : LA FÉCONDATION

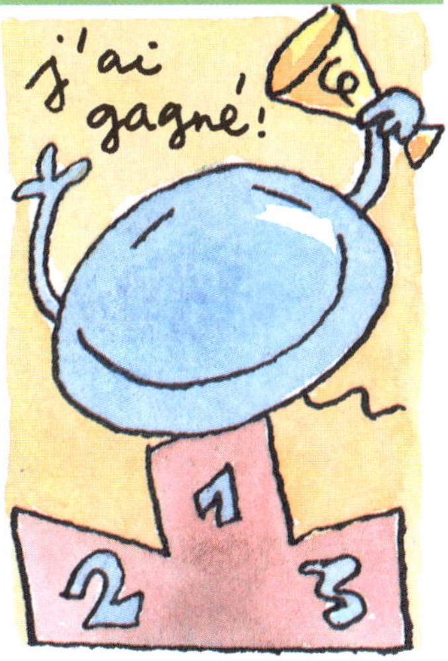

Désormais, l'ovule fécondé par le spermatozoïde forme ce qu'on appelle l'« œuf ». En effet, le noyau qui était au cœur du spermatozoïde a fusionné avec le noyau de l'ovule, ce qui veut dire que les deux noyaux se sont mélangés. En trois à quatre jours, l'œuf va rejoindre l'utérus pour s'y fixer.

Là, c'est un petit nid douillet qui l'attend : la muqueuse utérine. La muqueuse s'est en effet formée pour accueillir et nourrir l'œuf. Pour cela, elle s'est épaissie en se gonflant de sang grâce à ses nombreux vaisseaux sanguins. Maintenant, bien à l'abri, l'œuf va pouvoir se développer et devenir, dans neuf mois, un beau bébé...

Parfois, la rencontre entre l'ovule et le spermatozoïde ne se produit pas comme prévu. Pour des raisons très diverses : l'ovulation n'a pas lieu, les trompes de Fallope sont malformées ou abîmées, les spermatozoïdes sont trop peu nombreux ou pas assez rapides. On parle alors de stérilité. Aujourd'hui, la médecine peut aider les couples qui ont un problème de stérilité à concevoir quand même un enfant. Lorsque la femme est stérile, l'une des méthodes les plus connues est la fécondation *in vitro*, ou FIV. Le principe est simple : puisque l'ovule et le spermatozoïde ne peuvent pas se rencontrer naturellement, un médecin va « organiser »

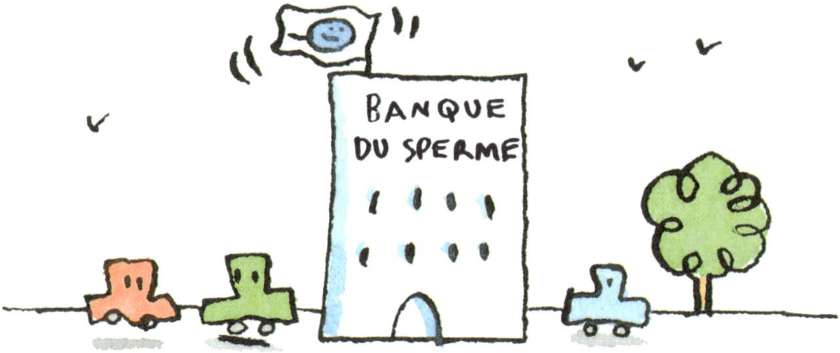

cette rencontre dans une éprouvette, c'est-à-dire dans un tube en verre. D'abord, le médecin prélève plusieurs ovules mûrs dans l'ovaire de la femme. Ensuite, il demande à l'homme de lui fournir le sperme contenant les spermatozoïdes. Enfin, il réunit les spermatozoïdes et les ovules dans une éprouvette. La fécondation peut ainsi avoir lieu. Les œufs obtenus sont alors placés dans l'utérus de la femme pour qu'une grossesse puisse se poursuivre. Si c'est l'homme qui est stérile et que ses spermatozoïdes sont insuffisants ou anormaux, le couple peut avoir recours à l'insémination artificielle. Cela signifie que le médecin va utiliser le sperme d'un autre homme pour féconder les ovules de la femme. Pour cela, le médecin fait appel à une banque du sperme. Ce sont des organismes où des hommes viennent donner leur sperme pour ceux qui ont des problèmes de stérilité. Puisque la femme ovule normalement, le médecin va injecter le sperme du donneur dans son vagin pour qu'une fécondation se produise naturellement.

AVOIR UN BÉBÉ À TOUT PRIX

Il arrive que certaines femmes stériles fassent appel à d'autres femmes pour porter un bébé à leur place. Ces autres femmes sont appelées « mères porteuses ». Elles conçoivent un enfant avec leur propre mari ou même avec le mari de la femme stérile. Elles le portent pendant neuf mois et, après l'accouchement, elles donnent le nouveau-né au couple stérile. Cette situation est souvent très compliquée. La mère porteuse n'a parfois plus envie de se séparer de son bébé pour toujours. Il arrive qu'elle le garde pour elle. Autre

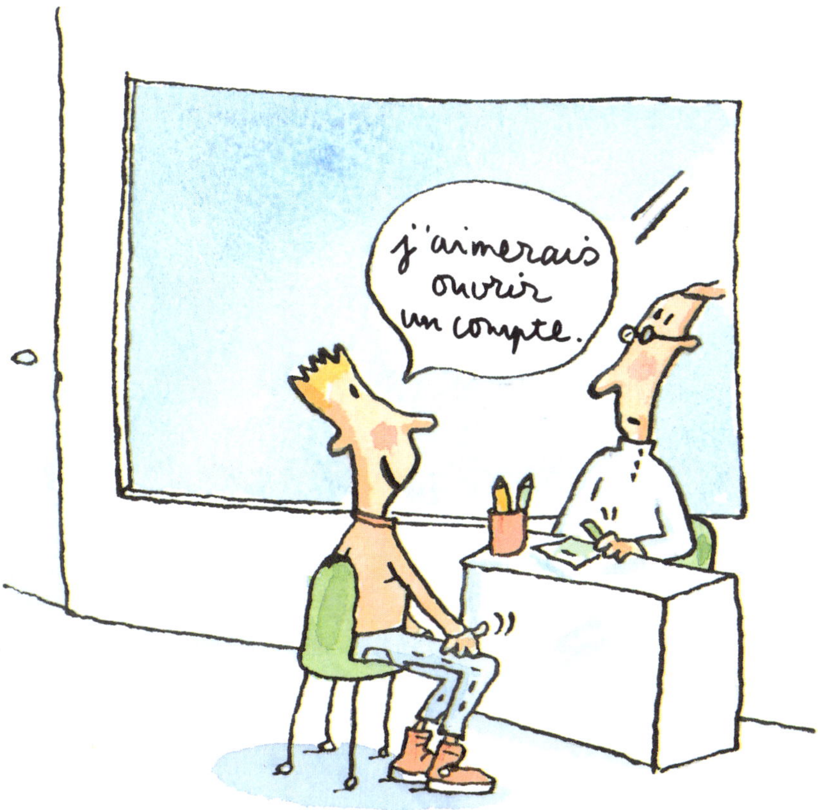

inconvénient de ce système : l'enfant a deux mères. Une mère « biologique » qui l'a conçu et une mère d'adoption. Ce qui ne sera pas toujours très facile à lui expliquer plus tard. Enfin, les mères porteuses n'agissent pas uniquement par générosité, pour aider un couple qui ne peut pas avoir d'enfant. Elles le font pour gagner de l'argent. Aux États-Unis, les couples donnent de l'argent à la mère porteuse pour qu'elle puisse vivre confortablement durant sa grossesse. Une façon comme une autre d'acheter l'enfant. Mais quel est le prix d'un bébé? Quel est le prix de la vie? En France, les médecins et les députés de l'Assemblée nationale ont répondu à ces questions en disant que la vie d'un bébé n'avait pas de prix. C'est pour cela qu'en France le système des « mères porteuses » est interdit.

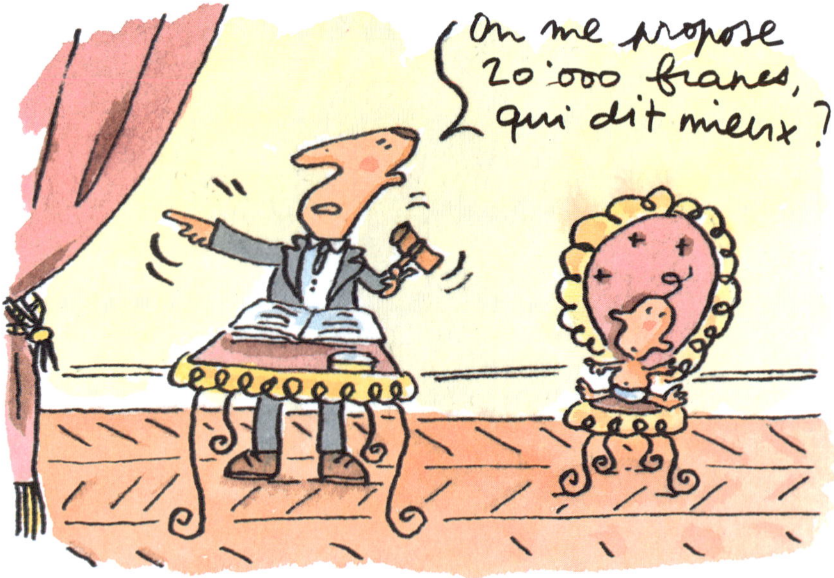

NEUF MOIS POUR NAÎTRE

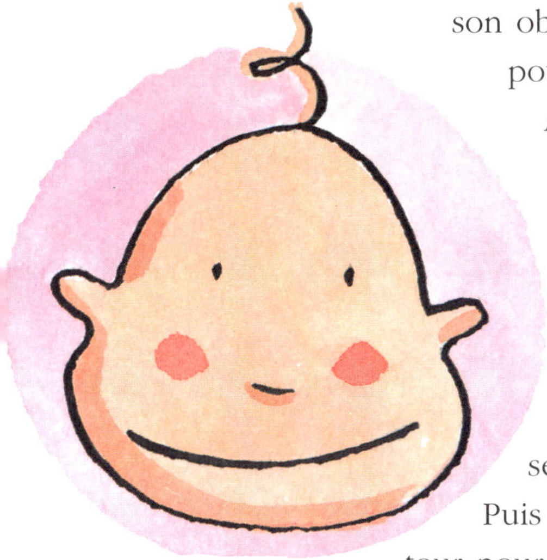

Revenons à notre œuf, qui s'est niché dans l'utérus. Quelle que soit la méthode par laquelle il a été conçu, son objectif est de se développer pour devenir un être humain. Au total, il lui faudra 39 semaines ou 9 mois pour prendre forme, grandir et grossir.

Au départ, l'œuf est donc constitué de deux cellules. Ces deux cellules se divisent pour en former quatre. Puis les quatre se divisent à leur tour pour en former huit. Et ainsi de suite… Comme l'ensemble de ces cellules n'a pas encore une forme très humaine, les médecins l'appellent « embryon ». L'embryon ressemble en effet à un « haricot », avec quatre petites bosses qui deviendront plus tard les deux bras et les deux jambes. On distingue très bien la colonne vertébrale, mais on ne voit pas encore la tête. L'embryon flotte dans un liquide appelé « liquide amniotique », qui le protège des chocs extérieurs et des microbes. L'embryon est nourri grâce au placenta. Le placenta est un organe plat qui ressemble un peu à une galette. Il se situe contre la paroi de l'utérus et se développe en même temps que le futur bébé. L'embryon est relié au placenta par le cordon ombilical. Au fil des mois, l'embryon va grandir, grossir et devenir un bébé.

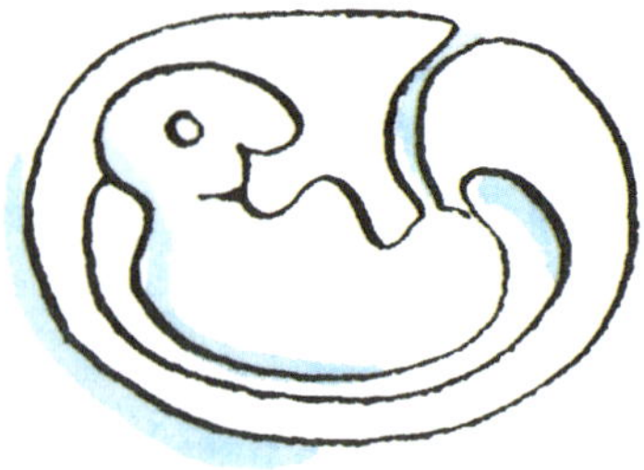

À **1 mois**, l'embryon mesure
5 millimètres. Son cœur bat déjà.

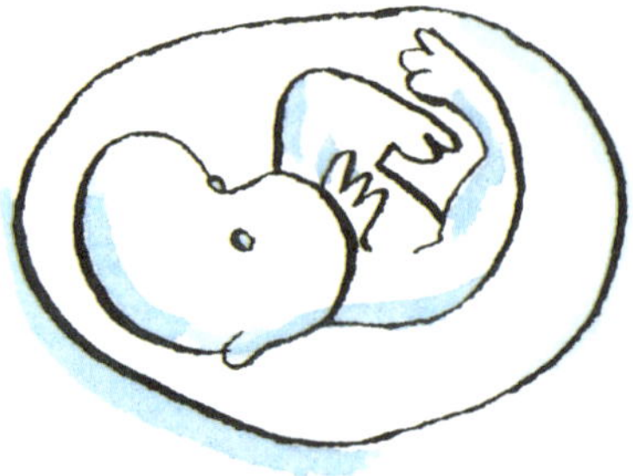

À **2 mois**, l'embryon pèse 2 à 3 grammes et mesure entre 3 et 4 centimètres. L'estomac, les intestins et l'appareil urinaire se mettent en place. Les doigts et les orteils apparaissent. Les yeux sont désormais visibles sur le visage.

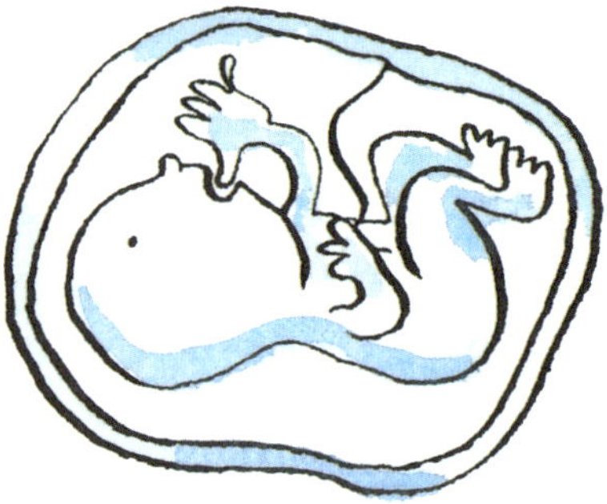

À **3 mois**, l'embryon, qui mesure 12 centimètres et pèse 65 grammes, a pris forme humaine. Il devient un « un fœtus ». Son visage est bien visible, ses membres aussi. Les organes sexuels sont développés.

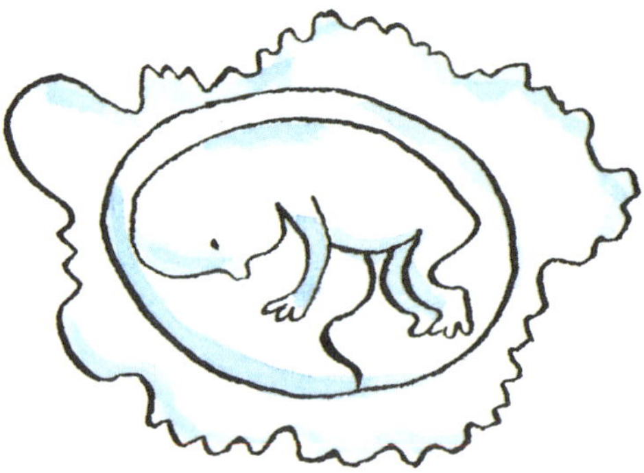

À **4 mois**, le fœtus mesure 20 centimètres et pèse 250 grammes. Il bouge de plus en plus. Sa mère peut sentir ses galipettes !

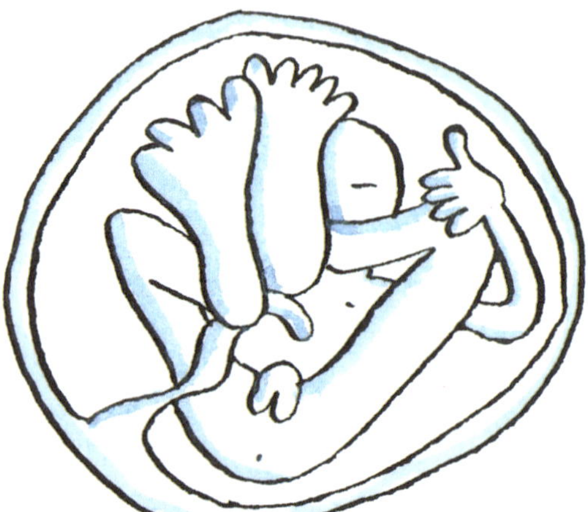

À **5 mois**, le bébé mesure 30 centimètres et pèse 650 grammes. Son cerveau va grossir de 90 grammes chaque mois.

À 6 mois, le fœtus, long de 37 centimètres, pèse 1 kilo. Son visage se dessine vraiment : les sourcils sont apparents, son nez a un contour bien net, son cou se dégage. Le bébé suce son pouce. Il peut avoir le hoquet.

À 7 mois, le bébé pèse au moins 1,5 kilo et mesure 42 centimètres. On peut le voir bouger de l'extérieur : le moindre de ses mouvements dessine des vagues à la surface du ventre de sa mère. À ce stade, le bébé entend les bruits extérieurs. À sa naissance, il sera capable de reconnaître les voix de ses parents.

À 8 mois, avec ses 2,5 kilos et ses 47 centimètres, le bébé est presque prêt à venir au monde. Il se retourne pour se préparer à sortir du ventre de sa mère. Il a désormais la tête en bas.

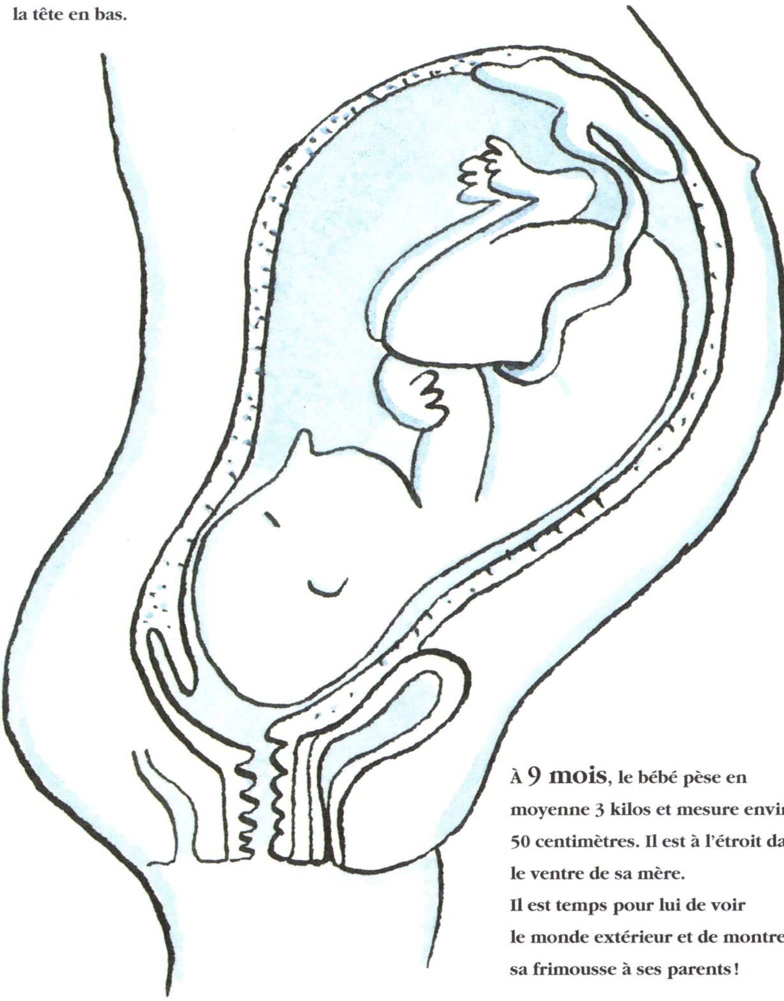

À 9 mois, le bébé pèse en moyenne 3 kilos et mesure environ 50 centimètres. Il est à l'étroit dans le ventre de sa mère. Il est temps pour lui de voir le monde extérieur et de montrer sa frimousse à ses parents !

LE BÉBÉ EN IMAGES

Bien sûr, toutes ces étapes se passent dans le secret du ventre de la mère. Le seul moyen d'observer le développement du bébé est d'utiliser l'échographie. Cette méthode permet de voir, sur un écran, le bébé dans le ventre de sa mère. En France, trois échographies sont obligatoires : une à chaque trimestre de la grossesse. Elles ne présentent aucun danger. Elles permettent de vérifier que les différents moments de la grossesse se déroulent normalement et que le bébé ne présente pas d'anomalies graves.

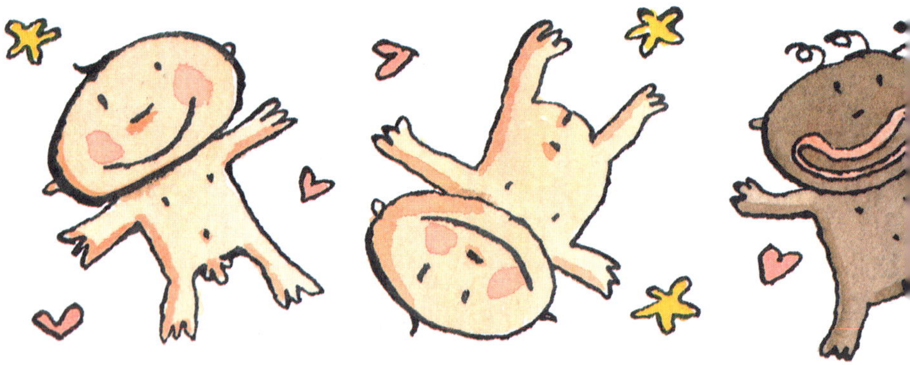

D'autres examens sont également pratiqués pour surveiller la santé de la future mère et du fœtus : analyses de sang, contrôles de la tension. Dans certains cas, le médecin peut pratiquer une amniocentèse. L'amniocentèse consiste à prélever du liquide amniotique dans le ventre de la mère. L'analyse du liquide permet de déceler des maladies génétiques chez l'enfant, comme la trisomie ou la mucoviscidose. La trisomie est aussi appelée « mongolisme ». L'enfant trisomique a un visage particulier. Sa maladie l'empêche aussi de se développer normalement au fil des années. Par exemple, l'enfant aura des difficultés à parler et à faire certains gestes quotidiens, comme s'habiller, manger ou se rendre seul dans un lieu précis. La mucoviscidose est une maladie qui touche les poumons. Chez chacun de nous, le corps produit en effet une substance, le mucus, qui retient les poussières et les microbes dans les poumons. Chez les malades atteints de mucoviscidose, le mucus est produit en trop grande quantité et il encombre les poumons. Les malades ont donc des difficultés à respirer.

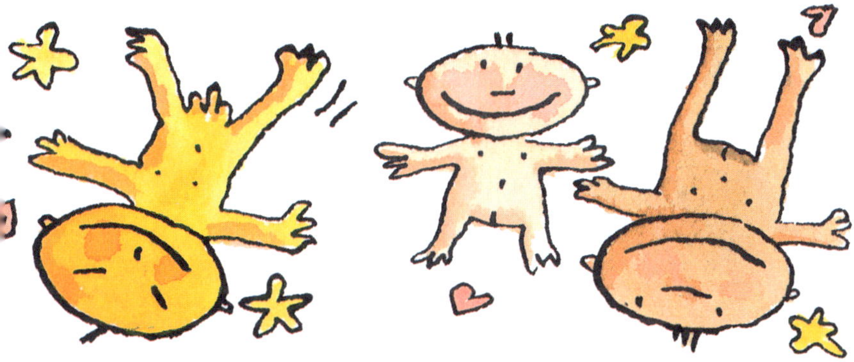

LE JOUR J

Terminons notre histoire commencée il y a huit mois et trois semaines. Le bébé va bien, la mère aussi. Le jour J approche. Le bébé n'a plus qu'un objectif : sortir du ventre de sa mère. Pour l'y aider, le corps de sa mère s'est aussi préparé tout au long de ces mois. Les os du bassin se sont « ramollis ». Soyez rassurés, ils ne sont pas devenus mous comme du chewing-gum! Ils ont cependant acquis assez de souplesse pour que le bassin puisse s'élargir lors du passage du bébé. Mais, c'est le jour J que le corps de la mère va subir des modifications pour la naissance du bébé. Comment sait-on que le grand moment est arrivé? Tout simplement parce que le corps de la mère reçoit des signaux qui ne trompent pas : les contractions et la perte des eaux. Les contractions sont provoquées par l'utérus qui se durcit de façon plus ou moins régulière. Lorsque les contractions deviennent très régulières, très rapprochées et souvent douloureuses, la mère et les médecins savent que la naissance est proche. La perte des eaux peut survenir en même temps. Sous ce terme bien mystérieux se cache en fait la perte du liquide amniotique dans lequel flotte le bébé. Sous l'effet des contractions, la « poche » qui contenait le liquide et le bébé se rompt. Le liquide s'écoule alors par le vagin.

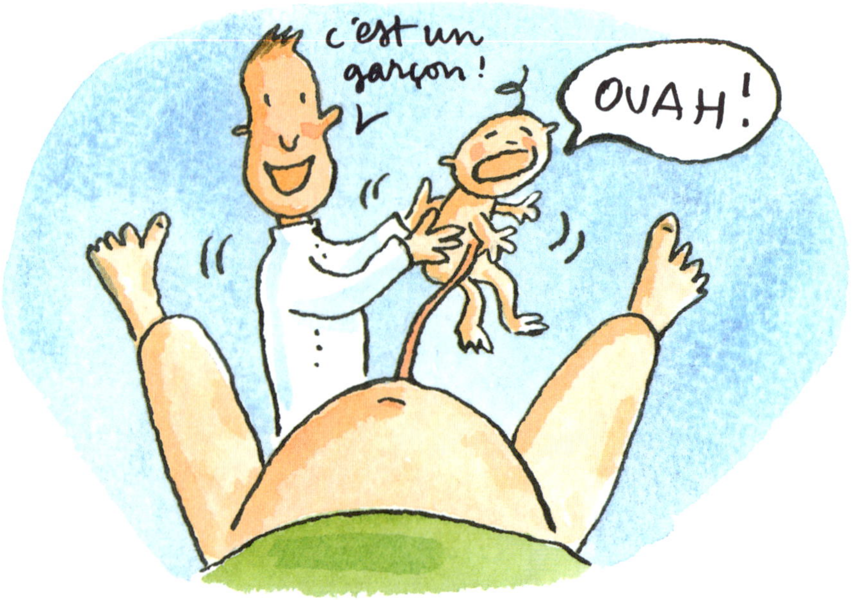

LA NAISSANCE

En fait, tout le corps travaille pour que le bébé puisse sortir du ventre de sa mère. Grâce aux contractions, le col de l'utérus, qui était bien fermé pendant toute la grossesse, va peu à peu s'ouvrir pour laisser la voie libre au bébé. Cette étape dure plusieurs heures. Le temps pour la mère de se rendre à la maternité et de s'installer dans une salle spéciale. Elle y retrouve la sage-femme qui va l'aider à accoucher. Lorsque le col de l'utérus est tout à fait ouvert, le bébé commence à sortir de l'utérus, la tête la première. Profitant de chaque contraction, il s'engage tout entier dans le vagin. Pour l'aider à progresser, la mère pousse régulièrement. Enfin, la tête du bébé apparaît à l'entrée du vagin. La sage-femme ou le médecin aide alors l'enfant à sortir complètement du corps de sa mère.

Ça y est! Le bébé crie : il respire de l'air pour la première fois de sa vie! On coupe le cordon ombilical, on lave le bébé, on le pèse, on vérifie qu'il est en pleine forme. Et, bien sûr, on le confie à sa mère. Le père est là, lui aussi. Mais chut... Laissons-les savourer leur bonheur et retirons-nous sur la pointe des pieds...

Dans le berceau transparent de la maternité, un bébé dort tranquillement. Ce bébé-là est unique. Fille ou garçon, aucun autre bébé ne lui ressemble. Il va grandir jour après jour. Il deviendra une femme, un homme... Qui aura des relations sexuelles. Et peut-être un enfant. C'est de cette manière que l'aventure de la vie peut continuer.

NOUS AVONS

...SANS JAMAIS OSER LE DEMANDER !

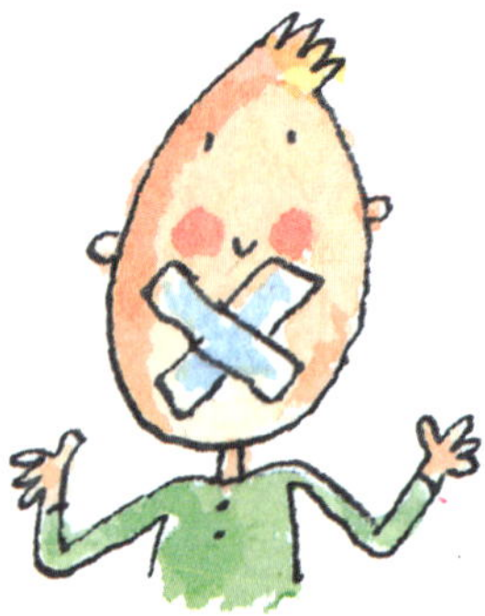

J'AI DES POILS, EST-CE NORMAL ?

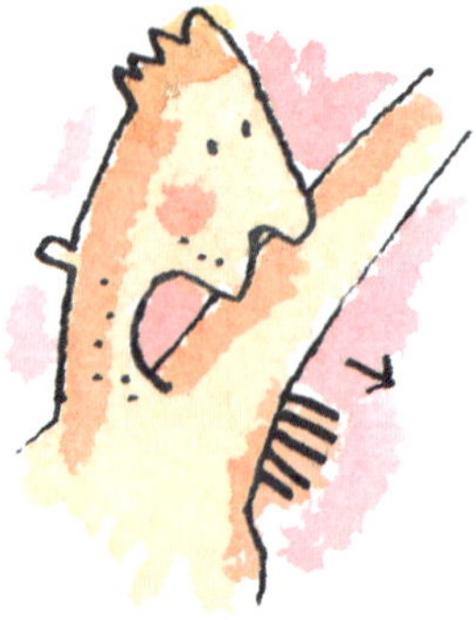

MIROIR Ô MIROIR...

TOUS UN SEXE

TOUT CE QUE VOUS AVEZ TOUJOURS VOULU SAVOIR...

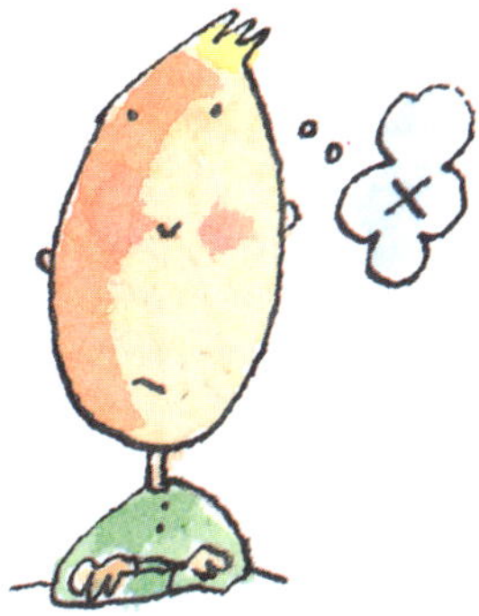

AU SECOURS ! ÇA POUSSE !

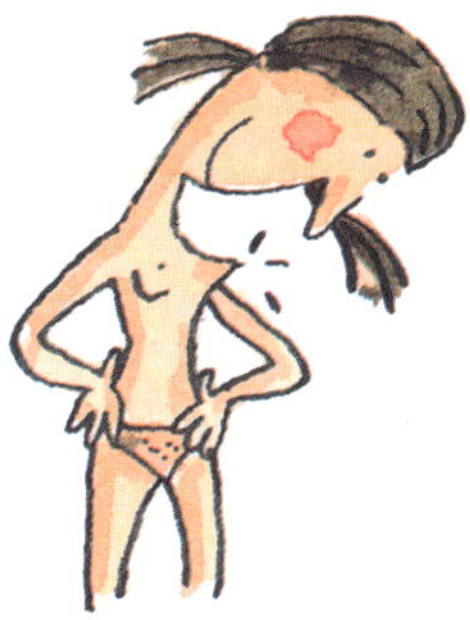

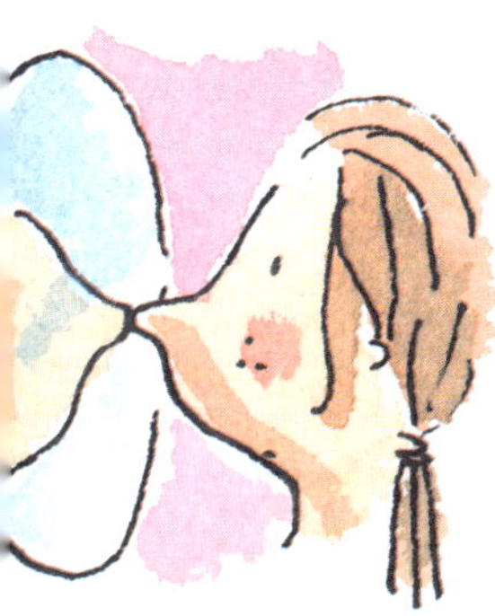

C'EST GRAVE, DOCTEUR ?

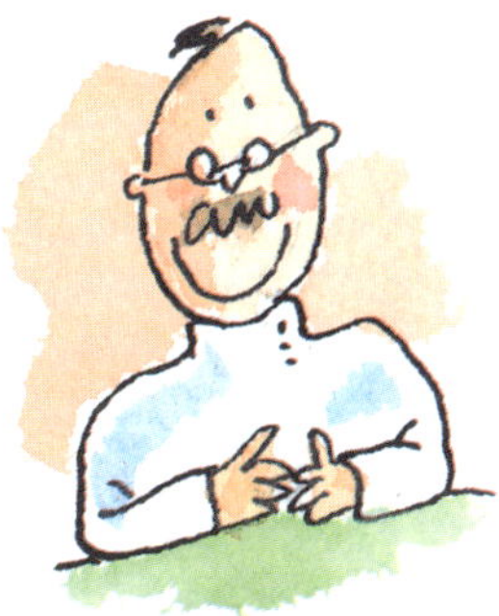

DEVENIR UNE FEMME

Il fallait jusqu'à présent vous « pousser » dans la salle de bains. Désormais, vous passez des heures à observer ce nouveau corps dans le miroir. Vous ne savez plus très bien où vous en êtes. Vos seins ont pris une telle ampleur que vous les cachez sous des pulls trop larges. Ou, à l'inverse, vous trouvez qu'ils ne poussent pas assez vite par rapport à ceux de vos copines. Vous vous posez mille et une questions : « Pourquoi mes règles n'arrivent-elles pas? », « Quel est ce liquide transparent qui s'écoule de mon sexe? », « Pourquoi mon sein gauche est-il plus gros que le droit? », « Suis-je normale? ».

N'en doutez pas : vous êtes tout à fait normale. En réalité, les transformations de votre corps vont s'étaler sur plusieurs années. Elles ne se produisent pas au même moment chez toutes les jeunes filles. Alors, pas de panique si vos seins ne poussent pas dès votre onzième anniversaire ou si vos règles tardent à se déclencher alors que vous avez déjà 13 ans! Il n'existe pas de norme : le corps des jeunes filles ne doit pas absolument se transformer à un âge précis. Chacune d'entre vous est unique et donc différente. Et les indications que nous allons vous donner ne sont que des points de repère... Pas un calendrier précis de toutes les modifications de votre corps!

En règle générale, le corps des filles commence à se transformer à partir de 9-10 ans. C'est la puberté qui commence. En effet, le corps fabrique de nouvelles hormones : ce sont des substances chimiques qui agissent sur les différentes parties du corps. Chez les filles, la silhouette se modifie peu à peu. Le bassin s'élargit. Les seins apparaissent. Le pubis, la partie qui se situe au-dessus du sexe, se couvre de poils. Entre 12 et 14 ans, les premières règles surviennent : chaque mois, du sang s'écoule naturellement par le sexe. Les poils apparaissent aussi sous les bras. Puis les seins s'arrondissent et la taille s'affine.

Voulez-vous en savoir plus? Voici des réponses précises aux questions que vous vous posez le plus souvent...

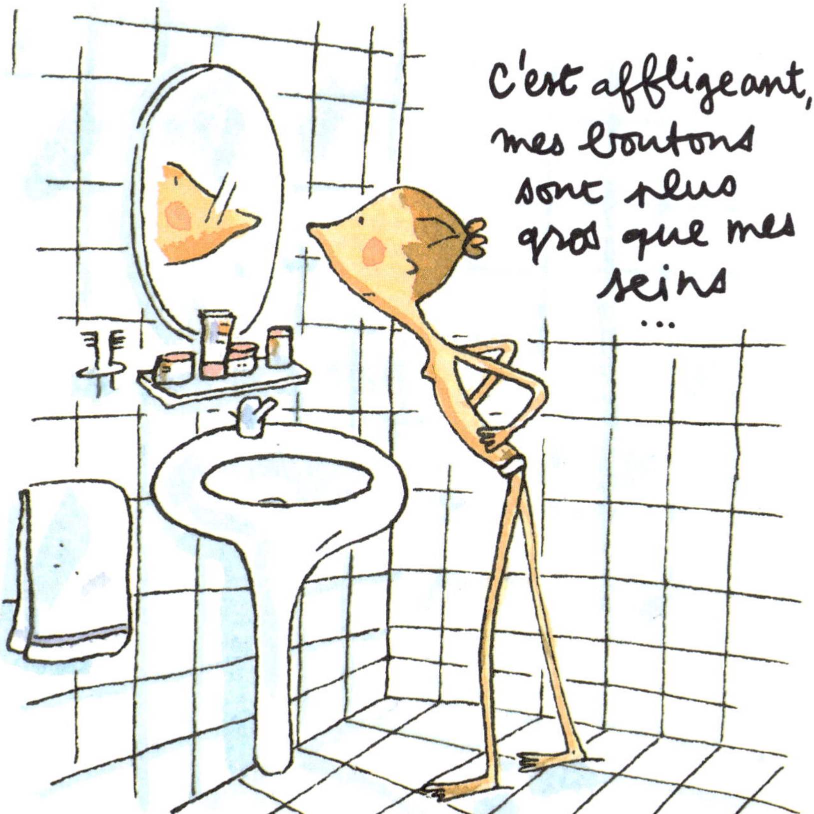
C'est affligeant, mes boutons sont plus gros que mes seins...

« Où se situe exactement mon sexe ? »

Vous avez à la fois des organes sexuels externes et internes. À l'extérieur, ces organes se situent sous le pubis, entre les cuisses, et forment la vulve. La vulve comprend les grandes lèvres qui bordent les petites lèvres, le clitoris et l'entrée du vagin. Les petites lèvres ressemblent à des petites excroissances de chair dont la taille est très variable d'une femme à l'autre. À l'avant des petites lèvres, on trouve le clitoris, un petit organe très sensible. Sous le clitoris se situe l'orifice par lequel vous urinez. L'entrée du vagin se trouve un peu plus bas. Le vagin, l'utérus, les deux trompes de Fallope et les deux ovaires constituent les organes sexuels internes. Le vagin est un « tube » creux et musculaire. Long de 8 centimètres environ, il conduit au col de l'utérus et à l'utérus. L'utérus est aussi un organe creux et musculaire, qui accueillera l'ovule fécondé et le futur bébé tout au long de la grossesse. L'utérus est relié aux ovaires par les trompes de Fallope.

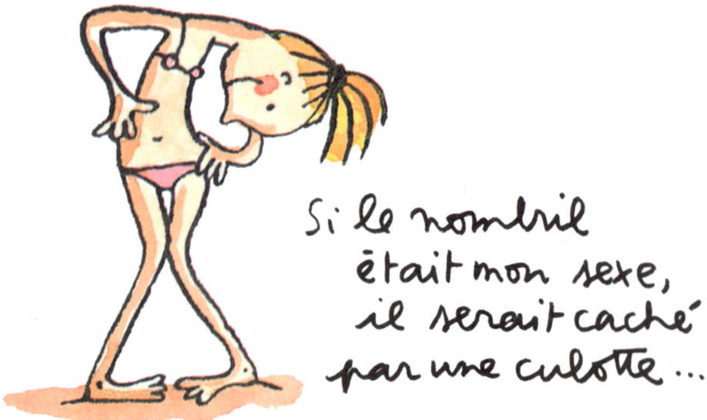
Si le nombril
était mon sexe,
il serait caché
par une culotte...

« C'est quoi, les règles ? »

Environ tous les 28 jours, du sang va s'écouler de votre sexe durant 3 à 6 jours. Ce saignement est tout à fait normal et va se produire de façon régulière jusqu'à 50 ans environ.

Ce sang provient de la muqueuse qui tapisse l'intérieur de votre utérus. Chaque mois un ovule mûrit, sort de l'ovaire et est recueilli par l'une des trompes de Fallope. Là, il attend d'être fécondé par un spermatozoïde provenant du corps de l'homme. Une fois fécondé, l'ovule va se fixer dans l'utérus, et plus précisément dans la muqueuse utérine. Cette muqueuse s'est développée à nourrir l'ovule fécondé en se gonflant de sang.

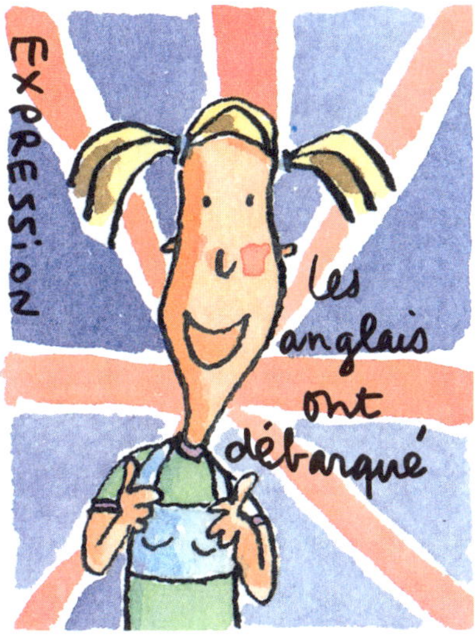

Lorsque l'ovule n'est pas fécondé par un spermatozoïde, il meurt. Le sang qui gonfle la muqueuse ne sert plus à rien. Il va être éliminé par le corps. Le sang accumulé s'écoule donc de l'utérus par le vagin à l'extérieur du corps de la femme. Ce sont les règles qui se déclenchent.

Entre le premier jour des règles et l'apparition des règles suivantes, il s'écoule généralement 28 jours. Cette période s'appelle le « cycle menstruel ». Il arrive que le cycle menstruel soit plus court (26 jours, par exemple) ou plus long (30 à 32 jours).

Quand la femme atteint l'âge de 50-55 ans, le cycle menstruel s'arrête. En effet, la femme ne peut plus ovuler, c'est-à-dire produire des ovules. Elle ne peut plus avoir d'enfant. La muqueuse utérine n'a plus besoin de se gonfler de sang pour accueillir un ovule fécondé. De fait, les règles disparaissent elles aussi. C'est ce phénomène qu'on appelle « ménopause ».

« Du sang peut-il rester à l'intérieur de mon corps ? »

Quelle que soit la durée de vos règles ou leur abondance, elles s'arrêteront naturellement. Il ne restera rien à l'intérieur de votre corps, aucune « poche » de sang. Enfin, l'utérus ne communique pas avec les autres organes qui se situent dans votre ventre (intestins, estomac, vessie...). L'utérus est « étanche »

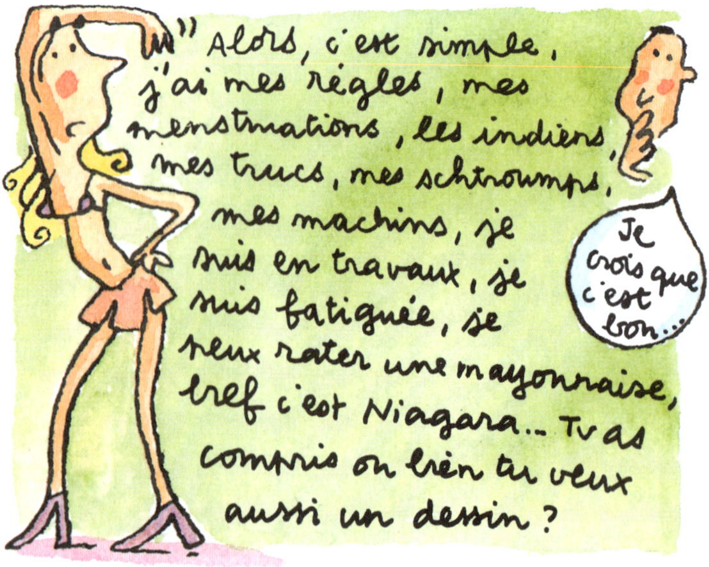
" Alors, c'est simple, j'ai mes règles, mes menstruations, les indiens, mes trucs, mes schtroumpfs, mes machins, je suis en travaux, je suis fatiguée, je peux rater une mayonnaise, bref c'est Niagara... Tu as compris ou bien tu veux aussi un dessin ?
Je crois que c'est bon...

« Les règles sont-elles toujours régulières ? »

Vos règles peuvent être irrégulières lors des deux premières années et parfois plus. En effet, le fonctionnement de vos organes sexuels se met en place petit à petit. Cependant, si durant plusieurs mois vous n'avez plus de règles, consultez un médecin ou un gynécologue pour faire le point.

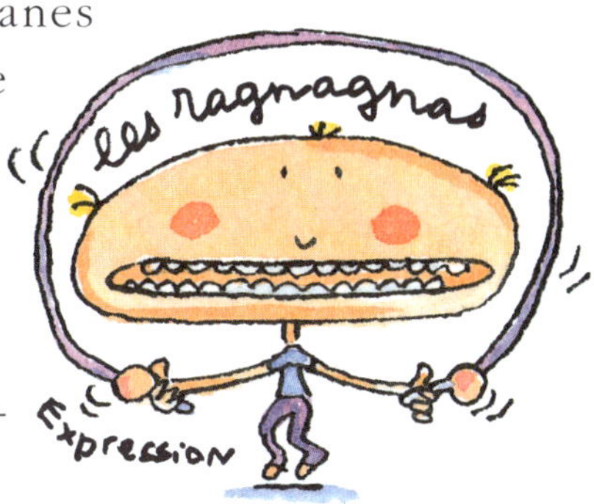

« Puis-je utiliser un tampon hygiénique dès mes premières règles ? »

Le tampon hygiénique est un petit tube de coton qui se place dans le vagin. Quand le sang s'écoule, le tampon gonfle et forme une sorte de bouchon. Ce qui évite au sang de se répandre dans votre culotte… Vous pouvez utiliser sans problème un tampon hygiénique dès vos premières règles. Depuis longtemps, il existe des tampons « mini » parfaitement adaptés aux jeunes filles. Si vous n'arrivez pas à positionner correctement un tampon ou si vous ne vous sentez pas à l'aise avec ce tube de coton à l'intérieur de votre vagin, préférez une serviette hygiénique. Ce sont des protections en coton, plus ou moins épaisses, qui se placent dans la culotte, en contact avec votre sexe. Les serviettes hygiéniques sont, de nos jours, de plus en plus confortables. Tou-

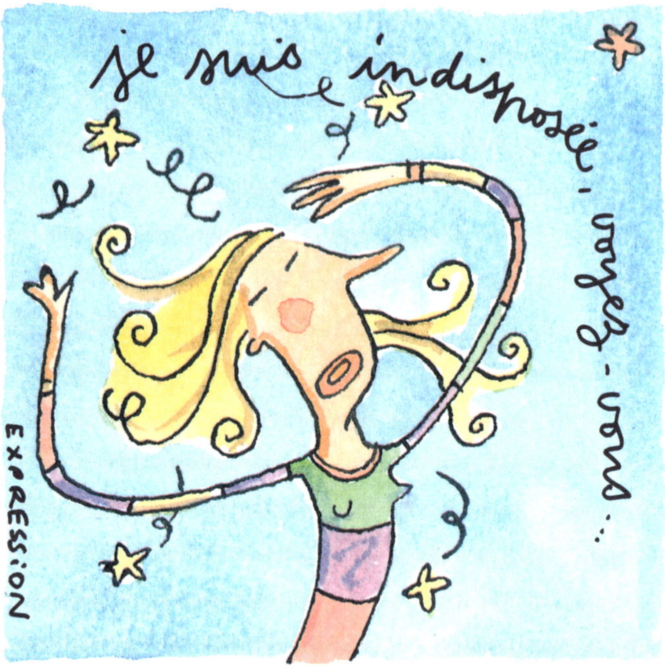

tefois, pour éviter des infections, n'oubliez jamais qu'il faut changer régulièrement votre protection, qu'il s'agisse d'un tampon ou d'une serviette.

« Est-ce que je risque de ne plus être vierge si je mets un tampon ? »

Être vierge signifie que l'on n'a jamais eu de rapport sexuel. Quand une jeune fille est vierge, une fine pellicule de peau, appelée « hymen », ferme en partie l'entrée du vagin. Lors de la première pénétration, l'hymen se déchire. Ce qui provoque un petit saignement. Si vous utilisez un tampon, vous ne déchirez pas l'hymen. Vous restez vierge jusqu'à votre premier rapport sexuel.

« J'ai 15 ans et je n'ai toujours pas mes règles. Suis-je normale ? »

Vers l'âge de 13 ans, si votre corps ne montre aucun signe de puberté, c'est-à-dire si vos seins ou vos poils ne poussent pas, il peut s'agir d'un retard anormal. Dans ce cas, consultez votre médecin ou un gynécologue. Mais si tout se passe normalement, attendez patiemment vos règles. Elles ne tarderont pas !

« J'ai très mal pendant mes règles. Est-ce normal ? »

C'est très fréquent. Ces douleurs sont généralement dues à de petites contractions de l'utérus. Elles sont souvent gênantes. Si vous trouvez qu'elles sont trop fortes, demandez à votre médecin un traitement pour vous soulager.

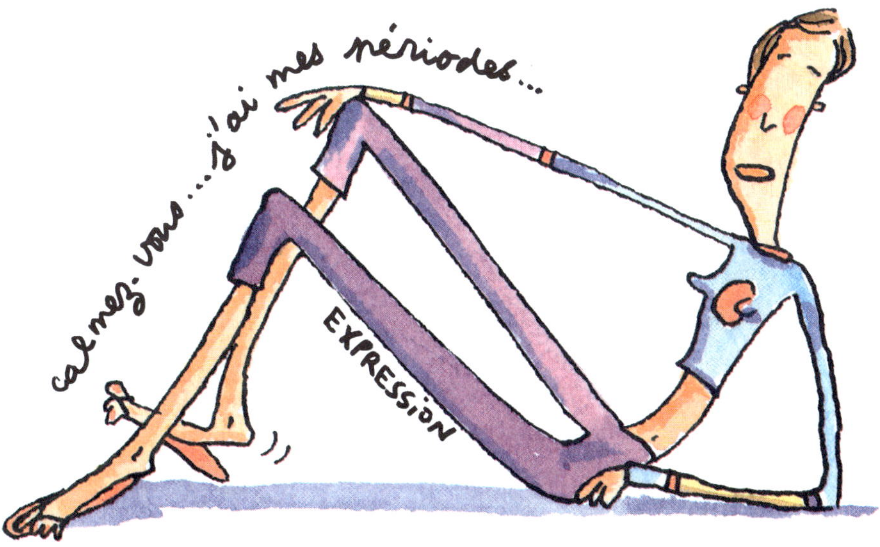

« Comment savoir si je peux avoir des enfants ? »

Vous vous posez peut-être cette question, même si vous ne l'avez jamais formulée à haute voix. L'apparition de vos règles indique que votre organisme fonctionne normalement. En fait, vous aurez une réponse sûre le jour où vous serez enceinte ! Mais ce jour est très lointain. Alors, il est bien trop tôt pour vous faire du souci !

« Quel est ce liquide blanchâtre qui s'écoule de mon sexe lorsque je n'ai pas de règles ? »

Vous avez en effet remarqué qu'un liquide incolore ou blanchâtre, qui ressemble à du blanc d'œuf, s'écoule en petite quantité de votre sexe. Il s'agit de pertes. Ces pertes ont un nom scientifique : glaire cervicale. La glaire cervicale est produite par le col de l'utérus et s'écoule petit à petit dans le vagin. Elle aide les spermatozoïdes à avancer dans le vagin et dans l'utérus à la rencontre de l'ovule. La glaire cervicale facilite aussi la pénétration.

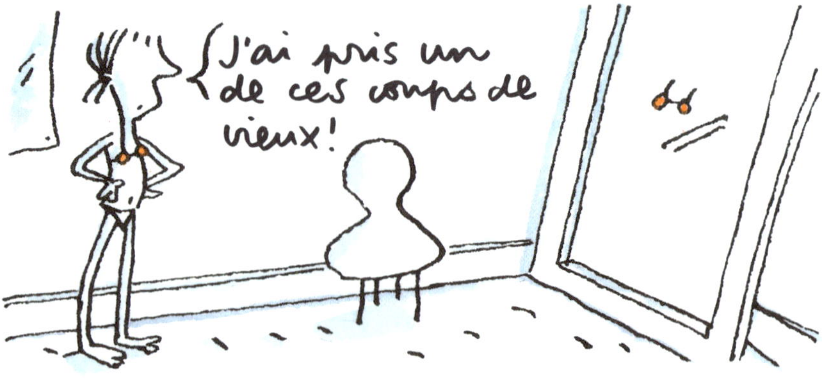

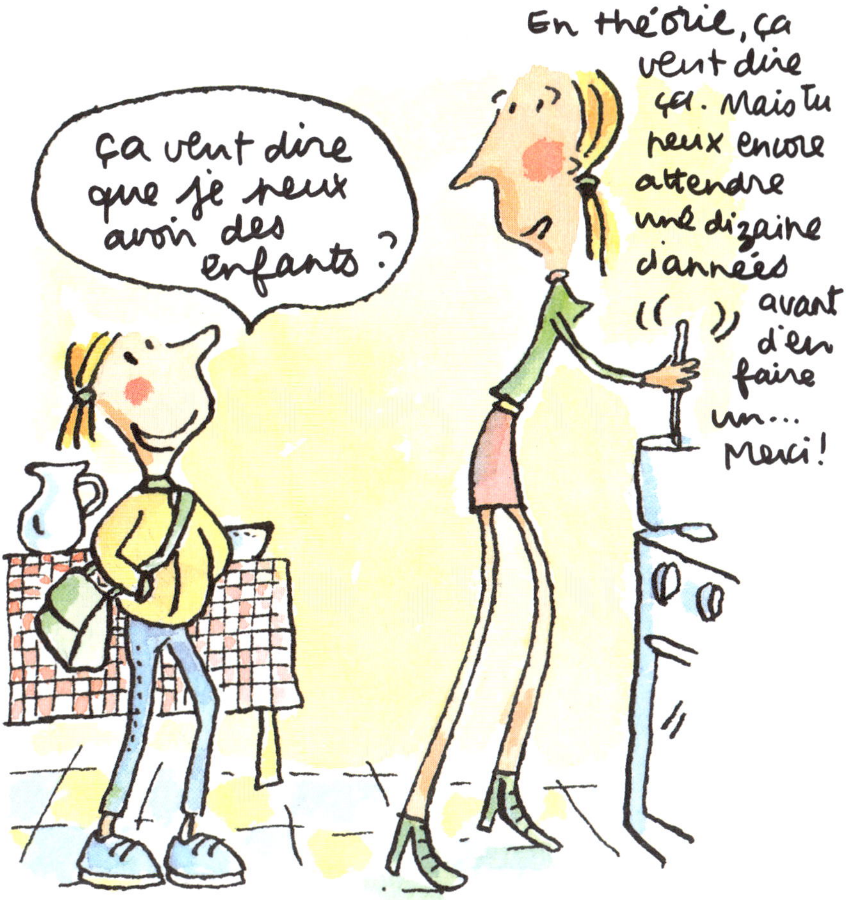
Ça veut dire que je peux avoir des enfants ?
En théorie, ça veut dire ça. Mais tu peux encore attendre une dizaine d'années « » avant d'en faire un... Merci !

« Comment se développent les seins ? »

Les seins « poussent » sous l'action d'hormones, ces substances chimiques produites par le corps. Peu à peu, les tissus qui forment les seins se développent. Dans le même temps, l'aréole, cette bande colorée qui entoure le mamelon, s'élargit et change de couleur. Vos seins s'arrondissent et prennent forme. Il leur faudra généralement deux à quatre ans pour atteindre leur volume définitif.

« Seront-ils gros ou petits ? »

Si, dans votre famille, toutes les femmes ont de petits seins, il serait étonnant que vous en ayez de gros ! Mais rassurez-vous : votre séduction ne dépend pas de la taille de vos seins. Ne vous fiez pas aux magazines qui vantent le charme des gros seins ou la grâce des seins minuscules. Ce sont des idées d'adultes pour mieux vendre leurs magazines! En fait, un homme ne vous aimera jamais uniquement pour vos seins! Si un garçon vous fait une remarque désobligeante sur vos seins, rangez-le immédiatement dans la catégorie des mufles!

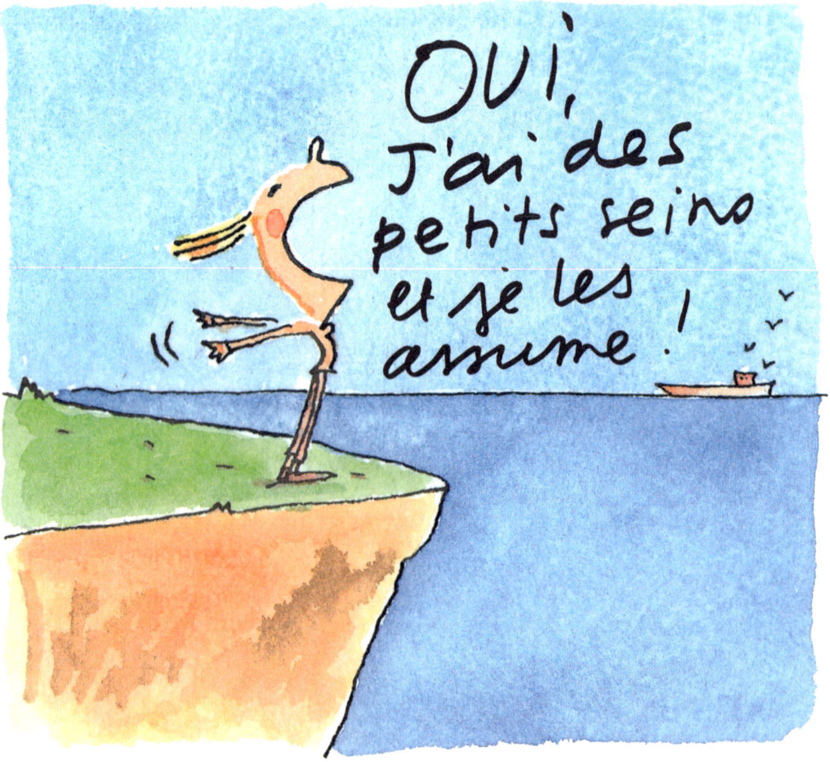

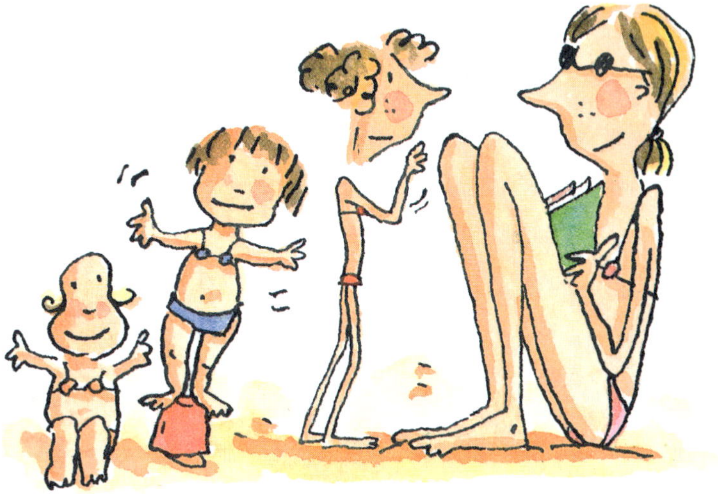

« Est-ce normal d'avoir un sein plus gros que l'autre ? »

Vous avez observé que l'un de vos seins était plus gros que l'autre... Ne vous affolez pas ! Notre corps n'est pas parfaitement symétrique. Il est tout à fait normal d'avoir un sein un peu plus important que l'autre.

« Quand dois-je porter un soutien-gorge ? »

Les seins sont constitués de tissus très graisseux. Ces tissus contiennent également des glandes qui vont produire du lait après la naissance d'un bébé. Les seins ne sont donc pas des muscles. Ils ne sont pas soutenus naturellement. Au cours des années, les seins peuvent s'affaisser un peu, surtout s'ils ont un volume important. C'est pourquoi il vaut mieux porter un soutien-gorge. Il est encore plus utile quand vous pratiquez un sport.

DEVENIR UN HOMME

Ne vous affolez pas si votre meilleur copain a grandi de 15 centimètres, vous dépassant d'une bonne tête. Ou s'il vous certifie que son pénis a grandi, alors que le vôtre a gardé sa petite taille! C'est normal : le corps de chacun change, mais pas forcément au même moment. Chaque garçon évolue de façon différente. Ces modifications peuvent commencer plus tôt chez les uns, plus tard chez les autres.

Généralement, les garçons connaissent les premiers signes de la puberté vers l'âge de 12-13 ans. Comme pour les filles, ce sont des hormones qui déclenchent les modifications de leur corps. C'est d'abord la taille des testicules qui augmente. Le scrotum, c'est-à-dire la peau qui entoure les deux testicules, se développe, s'épaissit et se ride. Sa couleur peut également devenir plus rouge ou plus brune. Les premiers poils apparaissent aussi sur le pubis, au-dessus du sexe,

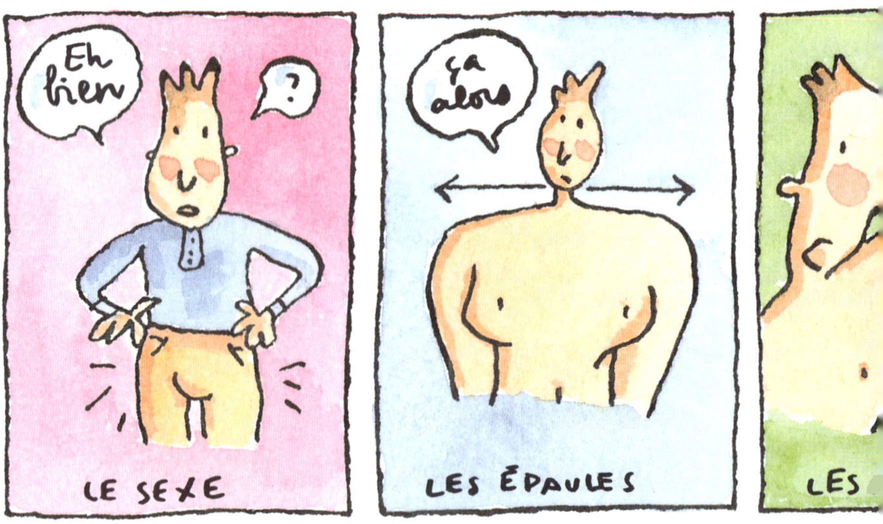

mais également sur l'abdomen et sous les bras. Le pénis, appelé aussi verge, s'allonge et grossit. Un fin duvet pousse sur le menton. Il se transformera peu à peu en barbe. Enfin, c'est tout le corps qui prend du volume grâce à une musculature plus importante. Ainsi, les épaules deviennent plus larges que les hanches.

La voix change également : là voilà qui mue. La mue, qui dure plusieurs mois, est souvent une épreuve difficile à vivre. Cette voix de petit garçon à laquelle vous étiez habitué vous abandonne soudain au détour d'une phrase, montant dans les aigus ou se perdant dans les graves. Il faut bien l'avouer : c'est agaçant. Surtout, cette voix s'accorde mal avec votre nouveau physique de « grand ».

D'autres changements vous inquiètent. Et vous n'osez pas en parler franchement à vos parents. Alors, revenons sur ces questions intimes qui vous tourmentent. Et tentons d'y apporter des réponses simples…

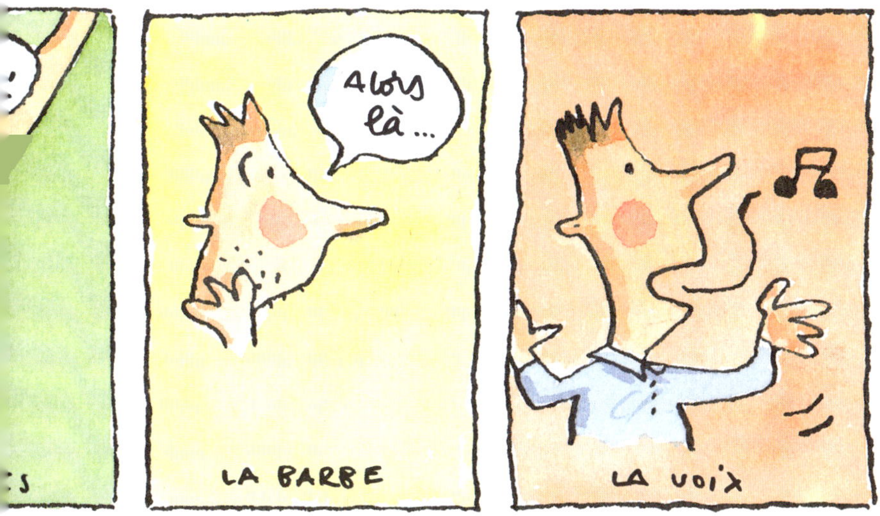

« C’est quoi une érection ? »

D’un seul coup, votre pénis, qui était mou et avait tendance à pendre, se durcit et se dresse. C’est tout simplement une érection. Un afflux de sang vient en effet gonfler votre sexe. Votre pénis n’est pas un muscle. Il est constitué de tissus qui peuvent retenir le sang. Ces tissus sont spongieux, ce qui signifie que l’intérieur de votre pénis ressemble un peu à une éponge. Lorsque le sang arrive dans le pénis, celui-ci « gonfle » comme une éponge imbibée d’eau. Quand le sang se retire, le pénis se dégonfle et retrouve la forme qu’il avait au repos. C’est la fin de l’érection.

« Qu’est-ce qui déclenche cette arrivée du sang dans le pénis ? »

Le désir sexuel, des stimulations extérieures et le sommeil peuvent déclencher une érection.
– Le désir sexuel
Vous êtes amoureux d’une jeune fille. Dès que vous la voyez, que vous lui prenez la main ou que vous l’embrassez, votre sexe gonfle : vous avez une érection. En fait, ce sont les sentiments et l’attirance physique que vous éprouvez pour cette jeune fille qui provoquent votre érection. Vous avez envie de la tenir entre vos bras, de la toucher, de l’embrasser, de découvrir son corps. Et ce désir agit directement sur votre sexe ! Vous pouvez aussi avoir une érection, lorsque vous phantasmez, c’est-à-dire

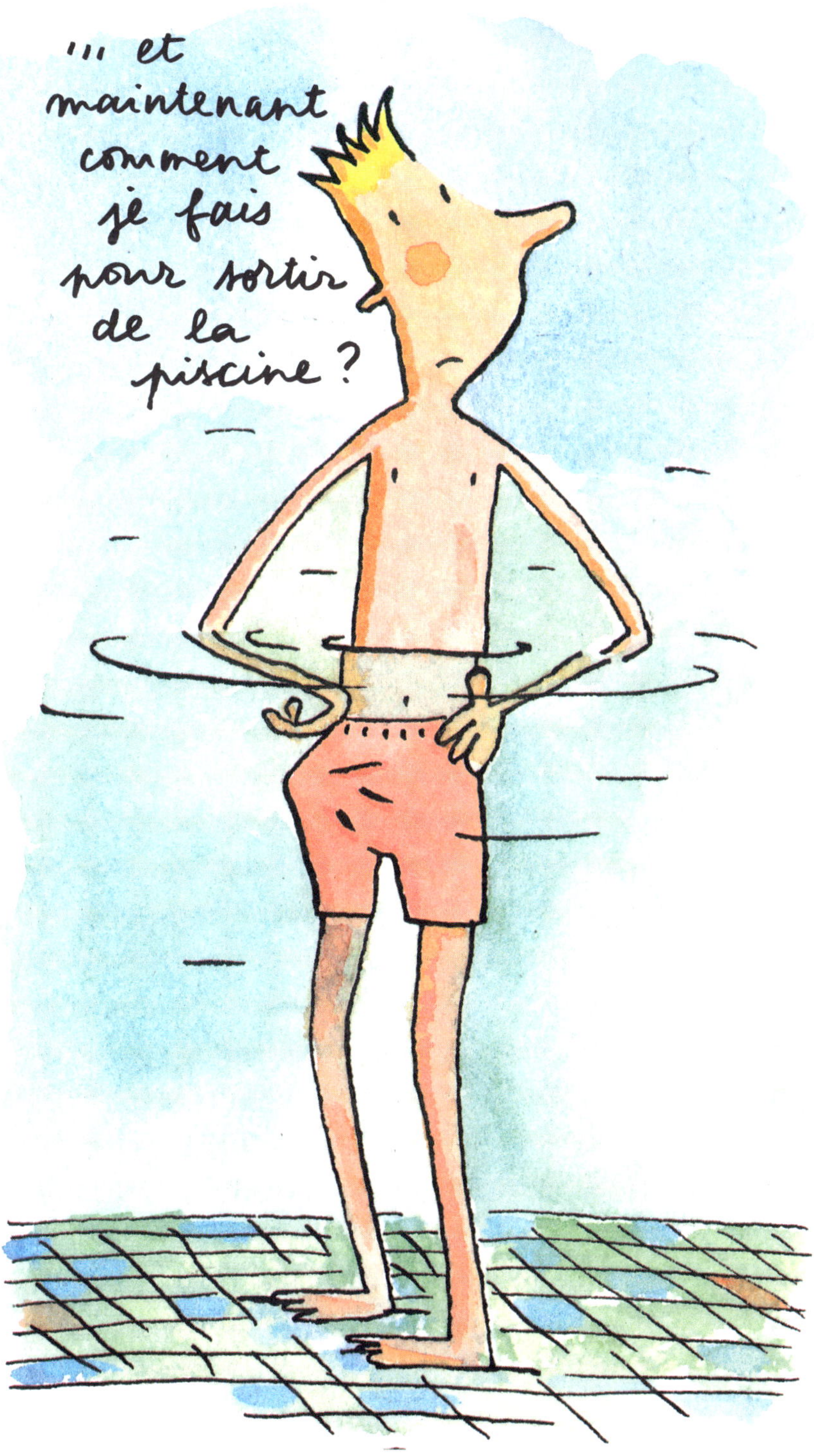
... et maintenant comment je fais pour sortir de la piscine ?

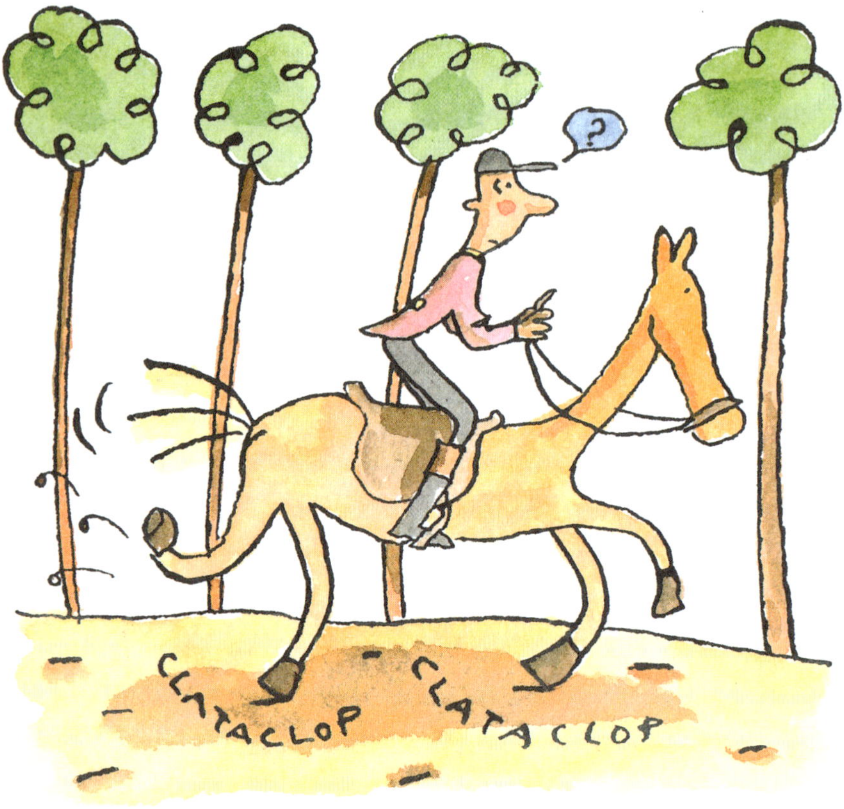

lorsque vous imaginez des situations où vous ressentez du désir sexuel. Des rêves érotiques, sexuels, déclenchent également une érection.

– Les stimulations extérieures

Certaines activités sportives peuvent, sans que vous le vouliez vraiment, provoquer une érection. En grimpant à une corde ou en montant à cheval, vous pouvez avoir une érection parce que votre sexe frotte contre la corde ou sur la selle.

Le même phénomène se produit quand vous vous caressez le sexe. Le frottement produit également une érection.

– Le sommeil

Durant certaines phases de sommeil, qu'on appelle « sommeil paradoxal », le cerveau « travaille ». Tout le corps réagit en bougeant, y compris le pénis. Voilà pourquoi l'homme a des érections la nuit. Tous les hommes ont trois ou quatre érections nocturnes. Toutes ces situations sont absolument normales. N'ayez pas honte si une érection vous surprend en pleine journée ou dans la nuit !

« Qu'est-ce que l'éjaculation ? »

L'éjaculation est l'expulsion du sperme, qui contient les spermatozoïdes. Elle a toujours lieu après une érection. En clair, une éjaculation n'a jamais lieu avec un pénis au repos. Pour ceux qui ont des relations sexuelles, l'éjaculation a lieu à la fin du rapport sexuel. Elle se produit au moment où l'homme ressent le plaisir le plus intense. Mais pour vous, qui n'avez pas encore de relations sexuelles, la première éjaculation a souvent lieu la nuit, pendant votre sommeil. C'est pourquoi on la désigne parfois sous le nom un peu démodé de « pollution nocturne ».

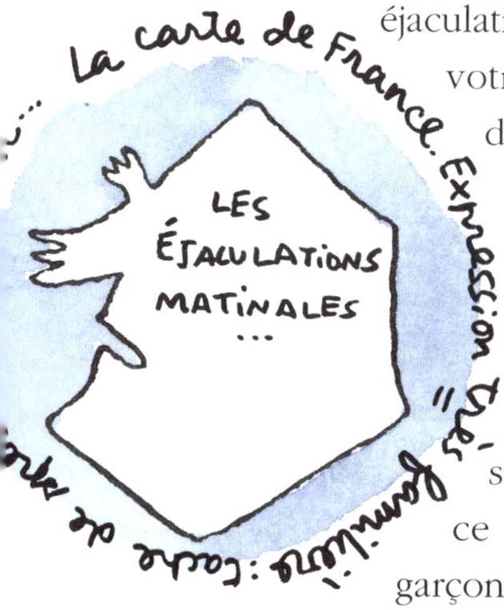

La première éjaculation est importante pour les garçons, car elle signifie qu'ils pourront désormais avoir une véritable relation sexuelle aboutissant au plaisir. Mais ce n'est pas toujours facile pour un garçon d'annoncer à sa famille qu'il a eu

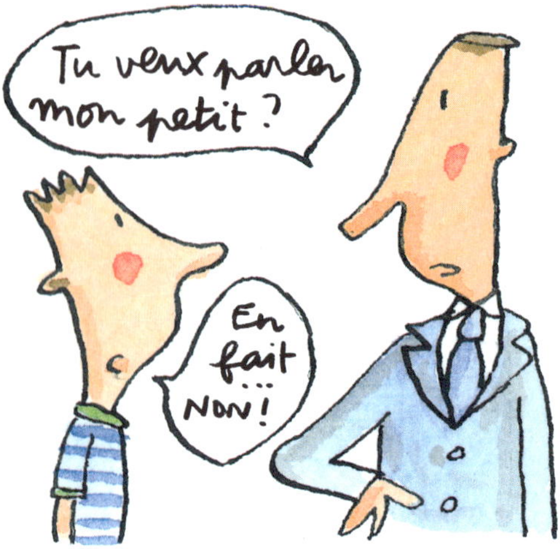

sa première éjaculation. En revanche, les filles parlent plus facilement de l'arrivée de leurs premières règles. Pour les garçons, cette situation est injuste. Notre société est ainsi faite qu'on ne parle pas des éjaculations. Mais si vous sentez que vos parents, et notamment votre père, sont prêts à discuter, n'hésitez pas à leur parler de ce sujet. Après tout, il s'agit d'un événement important. Vous le vivrez ensuite des milliers de fois dans votre vie ! Il n'y a là rien de sale ni de honteux.

« À quel âge commence-t-on à éjaculer ? »

Les premières éjaculations se produisent généralement entre 13 et 15 ans. Comme pour les filles avec leurs règles, n'en faites pas une idée fixe. La première éjaculation arrivera tôt ou tard !

« Peut-on uriner et éjaculer en même temps ? »

Souvent, les garçons pensent que l'urine et le sperme vont se mélanger. En réalité, le pénis a un petit muscle, le sphincter, qui ferme le conduit de la vessie, l'urètre, pendant l'érection et l'éjaculation. Impossible donc d'uriner et d'éjaculer en même temps !

« Que deviennent les spermatozoïdes, si je n'éjacule pas ? »

Vos testicules ne risquent pas de gonfler parce que vous n'avez pas éjaculé pendant une longue période. En effet, les testicules fabriquent les spermatozoïdes, mais ne les stockent pas. Lorsque les spermatozoïdes sont « mûrs », ils sont conservés dans les vésicules séminales. Là, ils attendent le moment où ils seront expulsés, lors de l'éjaculation. Cependant, si vous n'éjaculez pas pendant plusieurs semaines ou plusieurs mois, des cellules, les « macrophages », détruiront les spermatozoïdes stockés. Ainsi, de nouveaux spermatozoïdes seront fabriqués et gardés à leur tour dans les vésicules séminales.

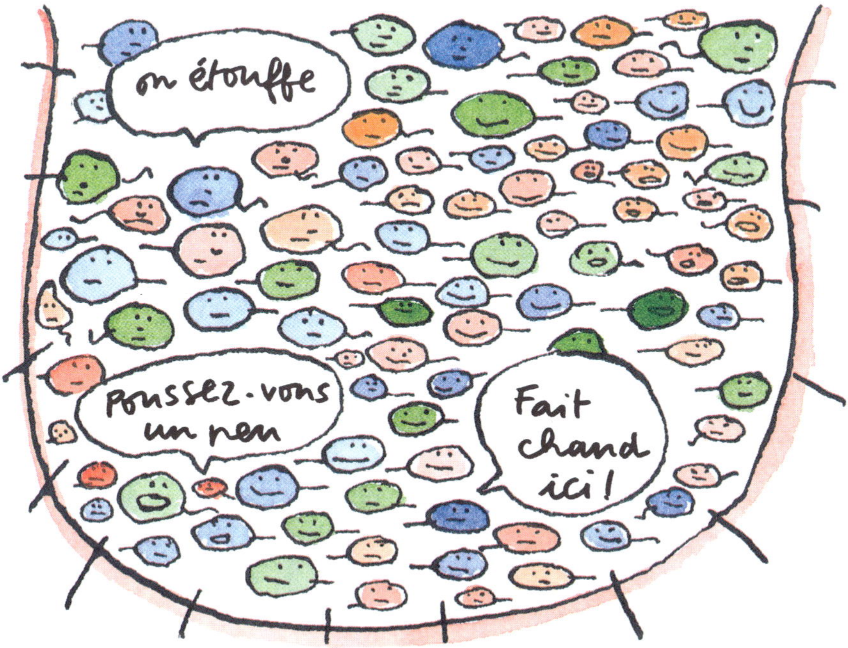

« Mon sexe sera-t-il assez long ? »

Sachez-le une fois pour toutes : il existe des pénis de toutes les tailles. Les pénis peuvent également avoir différentes formes. En règle générale, un pénis en érection est plus long et plus épais qu'au repos. Mais la capacité à faire l'amour et à donner du plaisir n'a rien, mais alors rien, à voir avec la longueur du sexe. Ne souffrez d'aucun complexe. Les jeunes filles ne s'amusent pas à prendre un double décimètre pour mesurer le sexe des garçons en érection !

« Je suis circoncis.
Est-ce que cela peut me créer des problèmes lorsque je ferai l'amour ? »

La circoncision est une petite opération chirurgicale. Elle consiste à enlever le repli de peau qui couvre le gland, au bout du pénis. Ce repli de peau est appelé « prépuce ». Généralement, on pratique la circoncision pour des raisons d'hygiène, c'est-à-dire pour éviter les infections, mais aussi pour des raisons religieuses. Les juifs et les musulmans pratiquent la circoncision.
Il arrive aussi qu'un garçon subisse une circoncision,

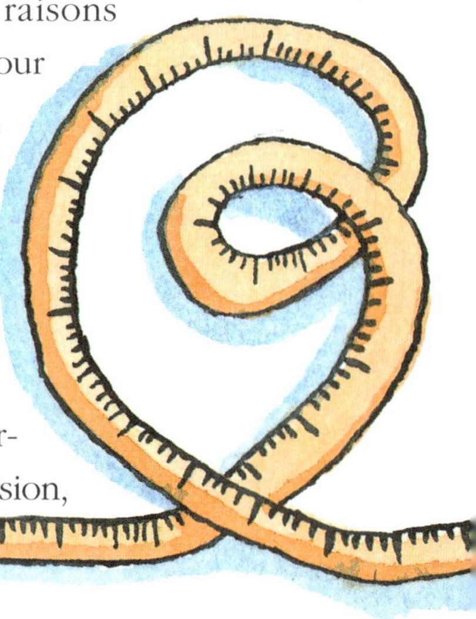

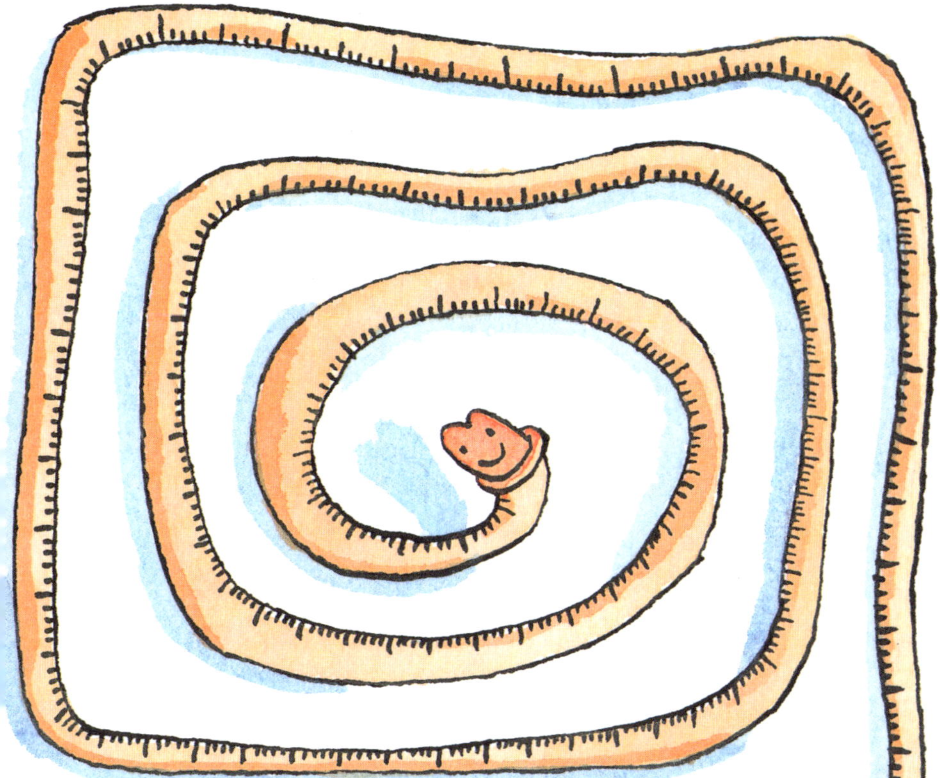

parce qu'il souffre de phimosis : le prépuce ne bouge pas et le gland ne peut pas être découvert ou décalotté. Ce qui peut empêcher d'avoir des relations sexuelles normales. On s'aperçoit assez vite de cette anomalie, on décalotte le gland des garçons dès l'âge de 1 an. Ce décalottage sans douleur permet de nettoyer le gland.

Physiquement, un pénis circoncis n'a pas tout à fait le même aspect qu'un sexe non circoncis. Mais cela ne change en rien le fonctionnement du pénis lors des érections et des éjaculations. Si vous êtes circoncis, n'ayez donc aucune crainte : vous pourrez avoir des rapports sexuels comme tous les garçons.

« Pourquoi les testicules sont-ils à l'extérieur du corps ? »

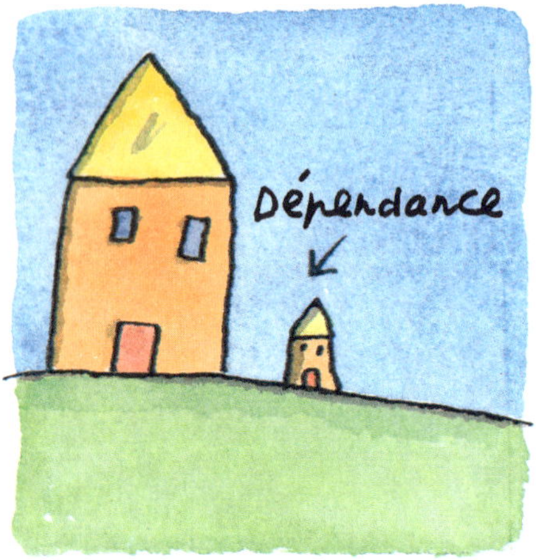

La production de spermatozoïdes ne peut avoir lieu qu'à une température d'environ 33 °C. Et comme la température de notre corps est à 37 °C, il y ferait trop chaud pour fabriquer les spermatozoïdes. À l'extérieur, les testicules sont plus au frais !

« Le bout de mes seins a gonflé. Est-ce normal ? »

Il arrive effectivement qu'au moment de la puberté, les seins des garçons gonflent et deviennent plus sensibles. Ce phénomène est tout à fait normal. On

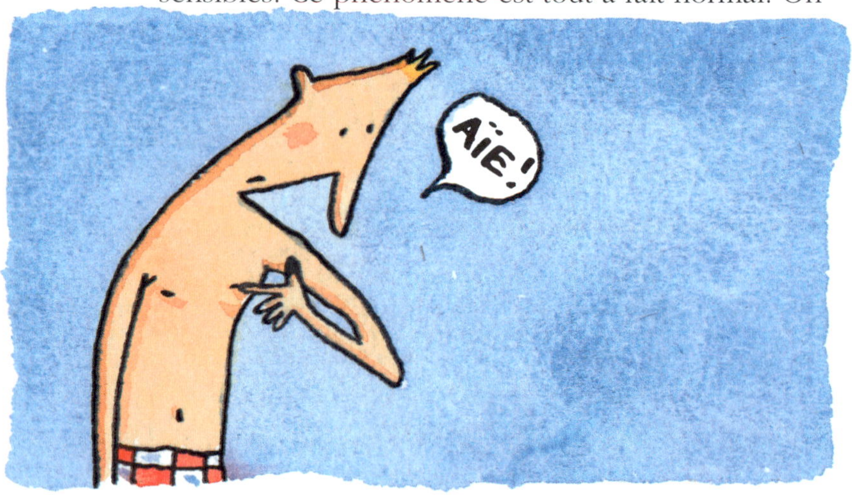

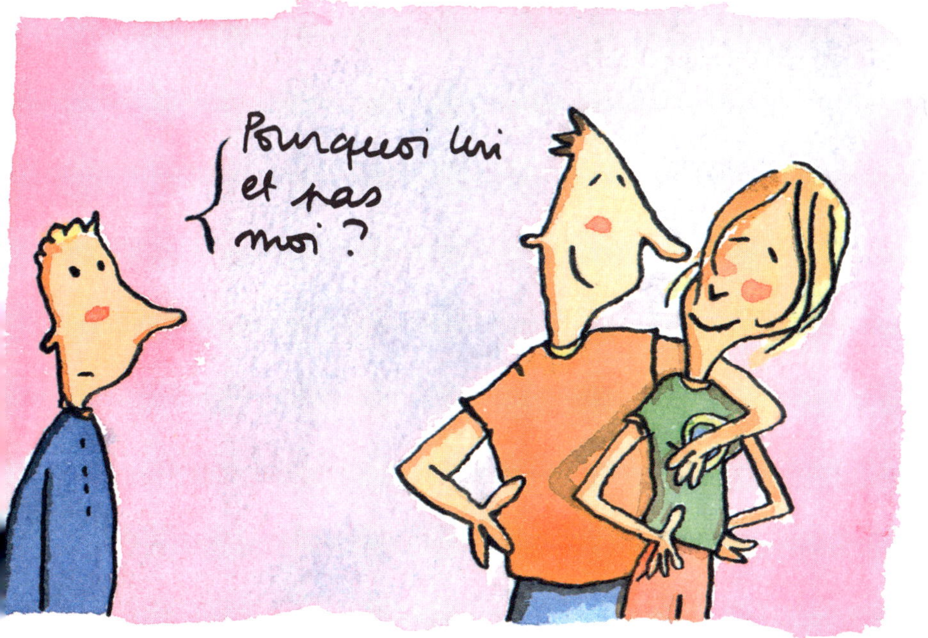

le doit à la production des hormones sexuelles. Au bout de quelques mois, tout rentre dans l'ordre. Mais si cela persiste, vous pouvez en parler à votre médecin.

« J'ai 15 ans et je ressemble encore à un petit garçon. Est-ce normal ? »

De nombreux garçons de 14-15 ans souffrent d'un retard dans l'apparition de leur puberté. Ils ont l'apparence de petits garçons, alors que leurs copains ont grandi, se sont musclés et sont peu à peu devenus des hommes. Si vous êtes dans cette situation, ne soyez pas inquiet : votre corps va se transformer, mais un peu plus tard, peut-être entre 15 et 16 ans. Si ce retard vous gêne, vous fait souffrir, parlez-en à votre médecin. Il saura vous rassurer.

APPRIVOISER CE NOUVEAU CORPS

Filles et garçons, vous savez maintenant ce qui se passe dans votre corps. Que cela ne vous empêche pas de vous observer des heures devant le miroir de la salle de bains. Et peu importe si le reste de la famille tambourine à la porte ! Car cette phase d'observation est un excellent moyen de vous habituer à votre nouvel aspect physique. Il vous faut apprivoiser ce corps à la fois familier et étranger. Pour cela, le regard que vous portez sur lui est important. Vous devez être curieux. Mais ne soyez pas trop dur avec vous-même. Ces poils vous déplaisent ? Inutile de râler : personne n'y échappe ! Observez plutôt les changements positifs, ceux qui vous plaisent et laissent percevoir soit votre nouvelle féminité, soit les petits détails qui vous rendent plus viril.

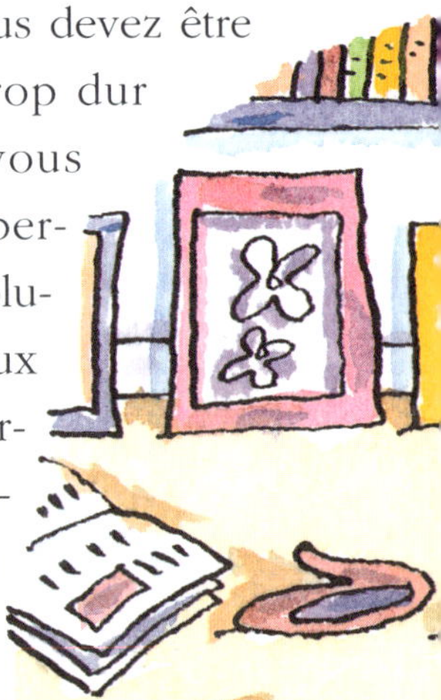

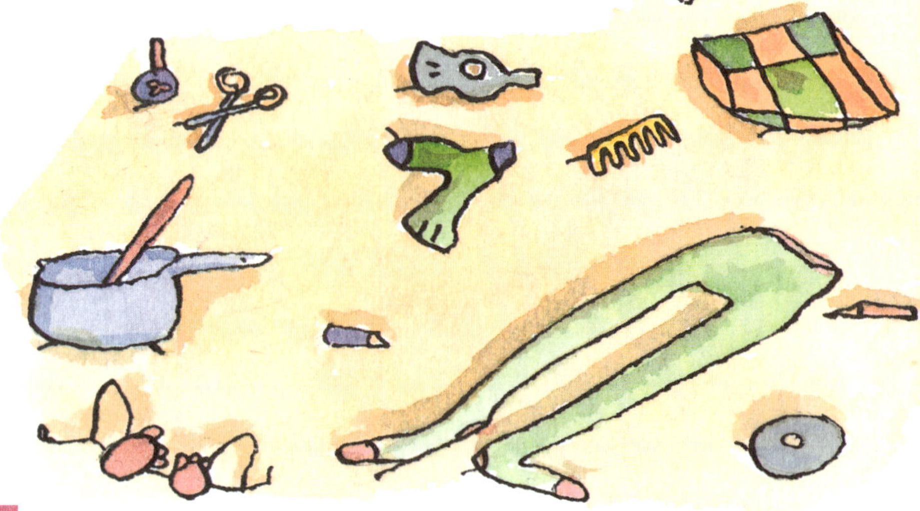

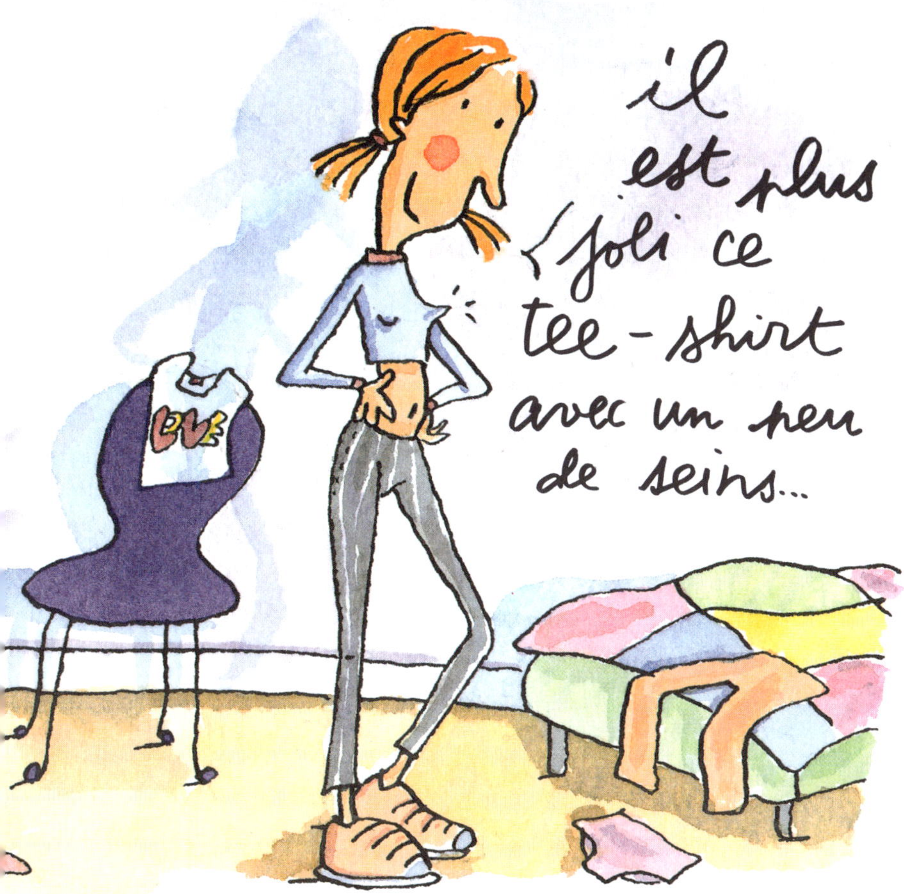
il est plus joli ce tee-shirt avec un peu de seins...
LOVE

Si ce nouveau corps vous désespère vraiment, surtout ne le maltraitez pas. En arrêtant de manger, par exemple. Car vous avez besoin de vous nourrir pour grandir et vous transformer. Ne vous négligez pas non plus. Au contraire, prenez soin de vous. Lavez-vous bien. Vous, les filles, redoublez d'attention pendant les règles, pour mieux vivre cette période délicate. Vous, les garçons, n'oubliez pas de prendre une bonne douche après un effort physique. Car, avec la puberté, vous transpirez davantage.

Filles ou garçons, soignez votre acné. Petites pustules, rougeurs et boutons noirs peuvent parsemer votre peau. Non seulement sur le visage, mais aussi sur le dos. Ce phénomène est plutôt banal. Il est tout simplement dû à un excès de sébum au moment de la puberté. Cette substance est fabriquée par la peau. En trop grande quantité, elle bouche les pores, ces trous minuscules qui permettent à la peau de respirer. Et les boutons apparaissent ! Aujourd'hui, vous pouvez acheter des produits (savons, lotions et crèmes) pour bien nettoyer votre peau et soigner votre acné. Mais, si votre acné est très importante, n'hésitez pas à consulter un dermatologue. Il vous prescrira un traitement efficace.

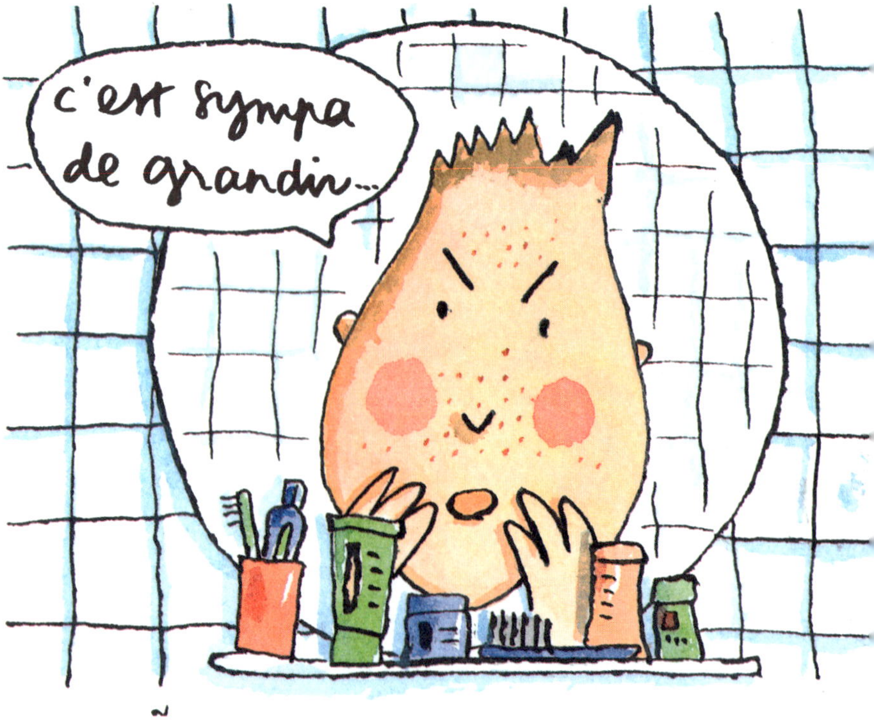

BONJOUR DOCTEUR !

Si le dermatologue peut vous aider à traiter votre acné, n'oubliez pas votre médecin de famille ou votre pédiatre. Il peut en effet répondre à toutes vos questions sur votre développement et vos petits soucis physiques et moraux. Il vous connaît bien. Entretenez avec lui des relations régulières et de confiance. Il est là pour ça. N'hésitez pas à consulter seul, sans la présence de votre mère ou de votre père. Vos parents doivent désormais apprendre à respecter votre corps et votre vie privée. Et pour un médecin, chaque question est importante. Vous avez envie de comprendre ce qui vous arrive, c'est normal. Les jeunes filles choisiront peut-être de consulter un ou une gynécologue. Celui de maman ou d'une copine? À vous de voir. Rencontrez-le en toute confiance : le gynécologue est aussi tenu au secret médical. Son rôle est essentiel dans la vie d'une femme : c'est lui qui prescrit les moyens de contraception qui évitent de tomber enceinte, comme la pilule. Il réalise aussi certains examens et suit les grossesses. Consulter régulièrement un gynécologue est une bonne habitude. Mais si vous n'osez pas encore franchir cette étape, d'autres lieux peuvent vous accueillir : ce sont les centres de planning familial. Filles ou garçons, vous pouvez y consulter des médecins, des gynécologues et des psychologues. Les consultations y sont gratuites.

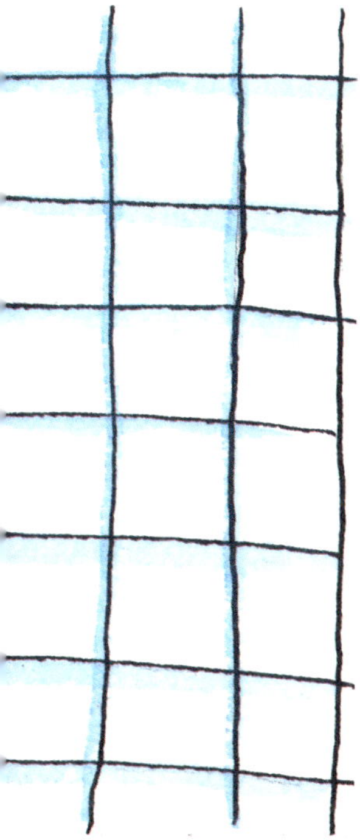

LES RELATIO

CHACUN SON JARDIN

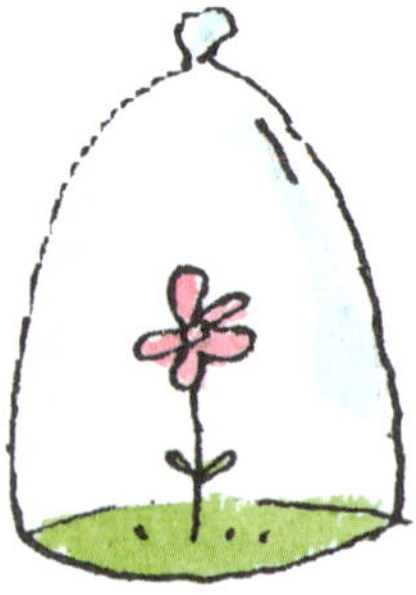

DÉSIR EN DUO

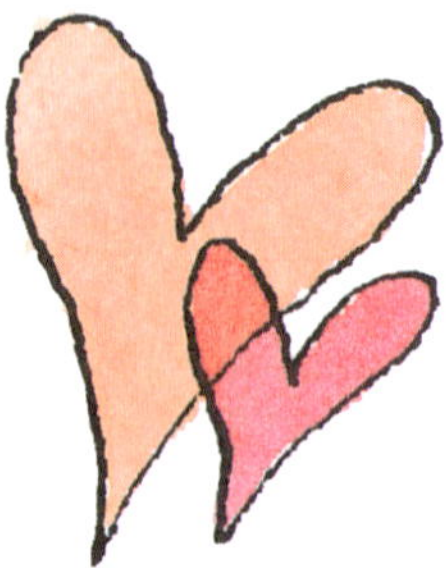

DANS LE FEU DE L'ACTION

BIEN DANS SON CORPS, BIEN DANS SA TÊTE

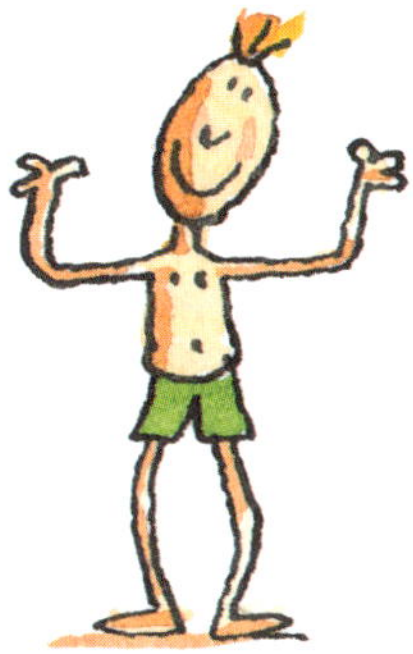

À LA DÉCOUVERTE DE L'AUTRE

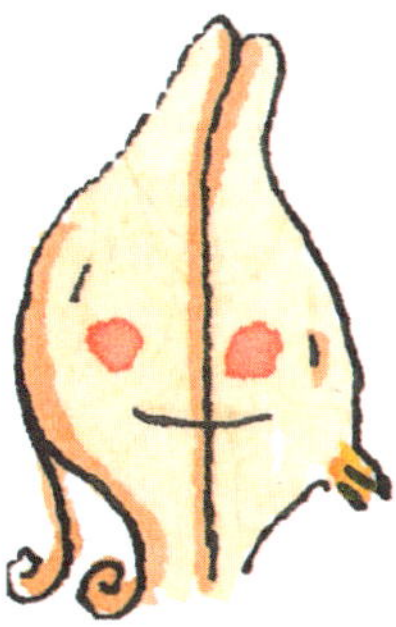

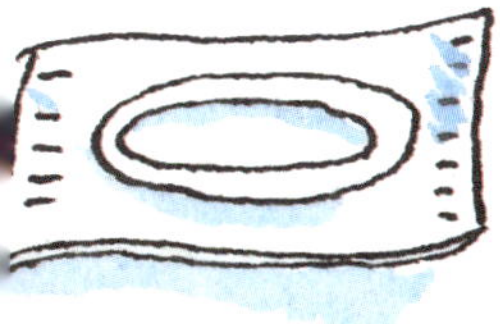

PLAISIR ET DÉPLAISIR

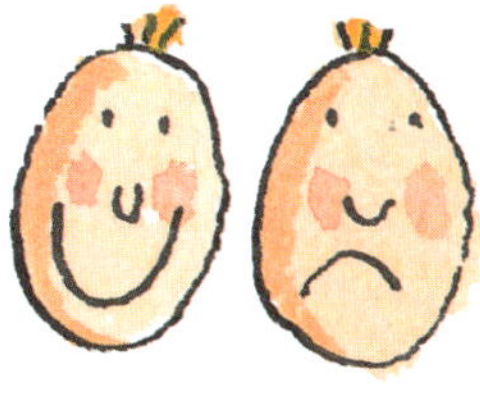

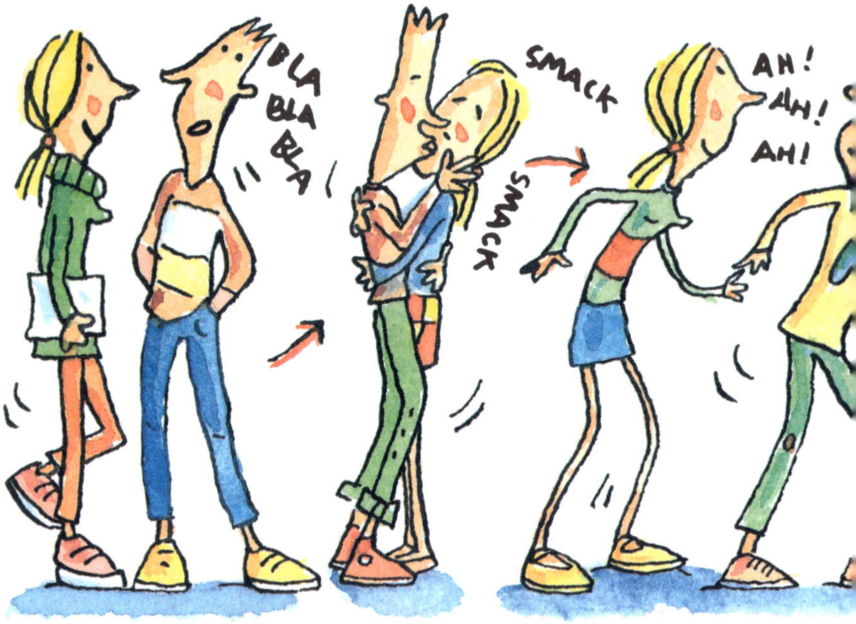

LES MYSTÈRES DE L'AMOUR

Il n'y a pas si longtemps, vous étiez gêné par les baisers sur la bouche ou par l'image de corps nus dans les films. Maintenant, vous voilà intrigué par ce qui peut se passer entre un homme et une femme qui s'aiment.

La plupart d'entre vous ont vu des photos ou des extraits de films montrant des couples qui font l'amour. Ils ont donc pu vérifier qu'effectivement l'homme introduit son sexe dans celui de la femme. Bien sûr, de telles images montrent crûment la réalité. « Ah bon, c'est ÇA l'amour ! » dites-vous, un peu déçu et parfois dégoûté. Oui, en apparence, avoir un rapport sexuel, faire l'amour, c'est ça : l'homme, avec son pénis en érection, pénètre dans le vagin de la femme. Puis, l'homme

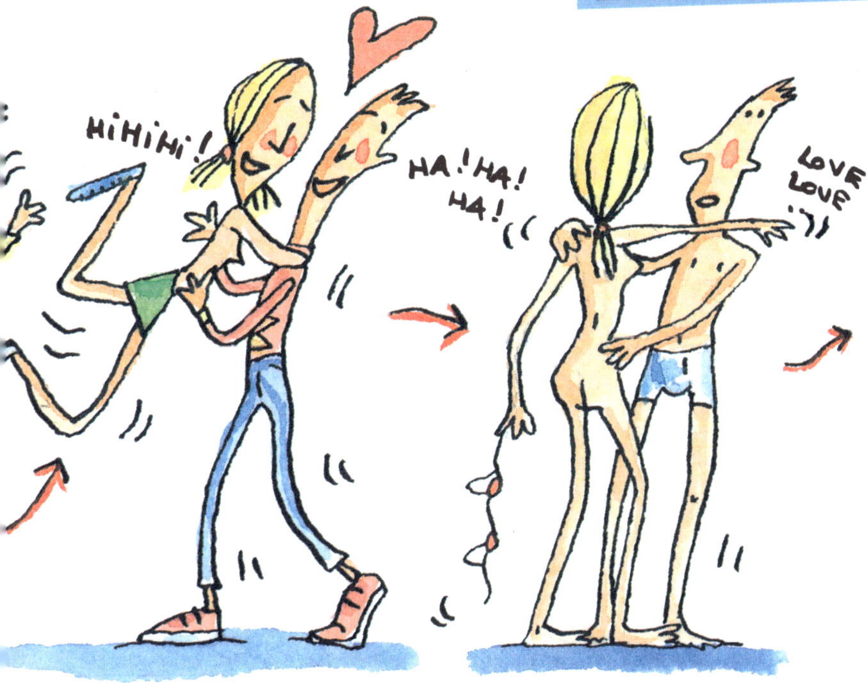

et la femme entament ensemble des mouvements de va-et-vient. Pas très romantique, tout ça ! Pourtant, on vous a dit que l'amour était une chose merveilleuse. Alors, vous ne comprenez plus très bien... Vous vous dites que les adultes sont décidément bizarres.

En fait, les relations sexuelles offrent plusieurs facettes. Si vous ne retenez que les schémas médicaux ou les images pornographiques, l'acte sexuel n'a rien de formidable. Il est même plutôt froid et triste. Et dans certains magazines ou films porno, les relations sexuelles sont souvent laides et caricaturales. En revanche, si vous comprenez que le rapport sexuel est l'aboutissement d'une relation amoureuse avec une autre personne, voilà qui change nettement les perspectives. Dans ce deuxième cas, faire l'amour devient un acte partagé, complice, tendre. Et ce qui vous paraissait mécanique devient romantique. En échangeant des baisers et des caresses, en « mélangeant » leurs corps, les deux partenaires montrent leurs sentiments et leur envie de donner et recevoir du plaisir. Le terme de « relations sexuelles » prend tout son sens : il existe alors de véritables relations qui amènent deux personnes à partager ce qu'elles ont de plus intime, c'est-à-dire leurs corps et leurs sexes.

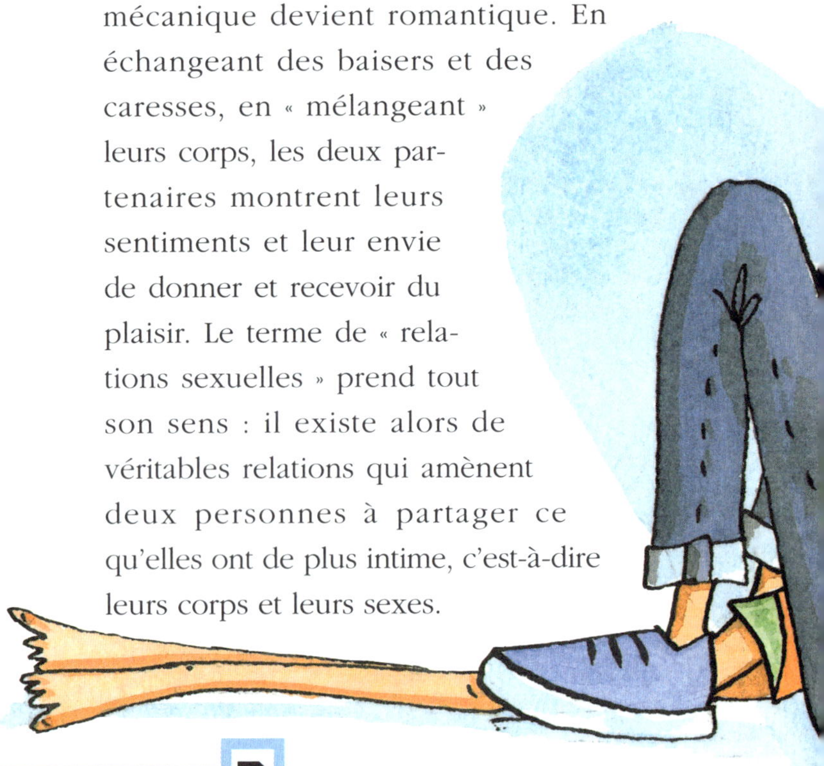

LES RAPPORTS SEXUELS

Deux personnes qui se rencontrent ne font pas l'amour dans les minutes qui suivent, simplement parce qu'elles se plaisent au premier regard. Elles apprennent d'abord à se connaître. Ensuite, petit à petit, au fil des rencontres, elles échangent des gestes de tendresse, des baisers, des caresses. C'est donc seulement après un certain temps passé ensemble qu'elles désireront, qu'elles décideront d'aller plus loin encore dans leur relation en faisant l'amour. Ce jour-là, elles auront un rapport sexuel.

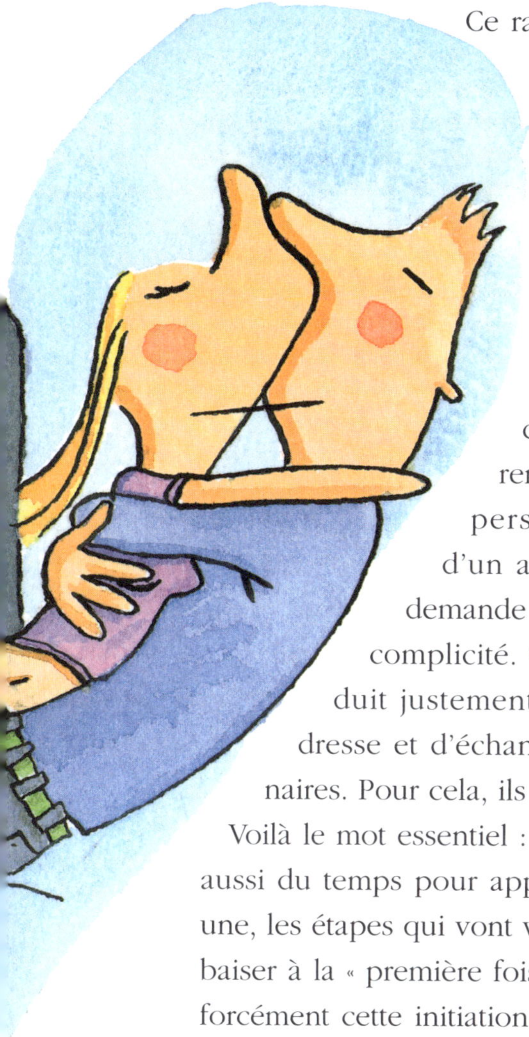

Ce rapport sexuel, cette pénétration, s'accompagne de baisers et de caresses. L'acte sexuel ne s'accomplit pas d'emblée : « Allez hop, on se déshabille, on est prêt et on passe à l'action ! » Ce scénario-là, c'est du cinéma. La réalité est différente. Car, même si les deux personnes ne s'aiment pas d'un amour fou, faire l'amour demande de la préparation et de la complicité. Cette préparation se traduit justement par des gestes de tendresse et d'échange entre les deux partenaires. Pour cela, ils ont besoin de temps.

Voilà le mot essentiel : le TEMPS. Il vous faudra aussi du temps pour apprendre à franchir, une à une, les étapes qui vont vous conduire du premier baiser à la « première fois ». Et vous ne vivrez pas forcément cette initiation à l'amour avec la même personne. Même si vous avez déjà échangé des baisers avec un garçon ou une fille, même si votre corps a grandi et que vous vous sentez « femme » ou « homme », cela ne signifie pas pour autant que vous êtes prêt à faire l'amour. En amour, le corps ne suffit pas, il faut être aussi prêt dans sa tête. C'est un cap important à passer. En attendant, vous ne comprenez pas vraiment ce qui se passe en vous. Tout vous paraît confus et tumultueux. Vous n'arrivez pas toujours à faire la différence entre l'amitié et les sentiments amoureux que vous pouvez éprouver vis-à-vis d'un garçon ou d'une fille. Vous vous demandez également ce qu'on éprouve lorsqu'on est vraiment amoureux. Parfois, vous vous sentez attiré par un garçon ou une fille. Physiquement, vous le trouvez à votre goût. Vous aimeriez bien qu'il partage ce sentiment et vous faites tout pour vous faire remarquer. Mais ce sentiment que vous ressentez, est-ce vraiment de l'amour ou simplement une attirance physique? Vous ne savez pas, vous ne savez plus. Pas facile de maîtriser toutes ces envies, ces désirs, ces sentiments qui se bousculent dans votre tête! Et le pire, c'est que vous ne pouvez pas échapper à cette situation inconfortable! Rassurez-vous, ça ne durera pas toute la vie! Au fil des mois, des années, vous allez un peu mieux comprendre ce que vous éprouvez, ce que vous ressentez. Et vous saurez alors tout naturellement quand vous serez prêt à vivre votre première expérience sexuelle.

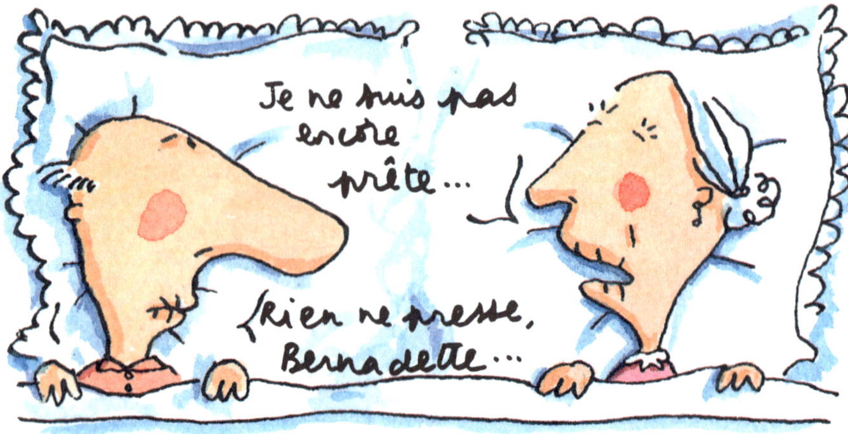
Je ne suis pas encore prête...
Rien ne presse, Bernadette...

LA PREMIÈRE FOIS : UNE EXPÉRIENCE UNIQUE

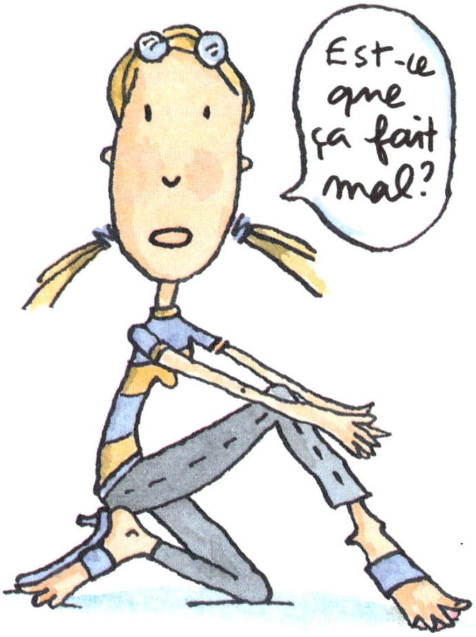

Vous ne vous sentez pas prêt, mais vous avez très envie d'en savoir plus sur cette « première fois »... Vous vous posez mille questions : « Comment ça se passe? », « Que ressent-on? », « À quoi ressemble le plaisir? ». Très souvent, les filles s'inquiètent, car elles ont peur d'avoir mal lors de la première pénétration. Les garçons craignent plutôt de ne pas être à la hauteur, de ne pas avoir d'érection au sser à l'acte. C'est normal. Si vous savez, dans votre tête, comment on fait l'amour, vous n'avez encore jamais tenté l'expérience. Or, vous ne pouvez pas vraiment demander à vos parents de vous raconter ce qu'ils ont vécu. Ce n'est pas franchement le sujet dont vous avez envie de parler avec eux. Avec les copains, c'est tout aussi difficile. Vous avez peur qu'ils se moquent de vous. Peut-être connaissez-vous tel garçon ou telle fille qui se vante de « l'avoir fait ». Mais on ne dit jamais tout. En particulier ce qu'on a pu réellement ressentir à ce moment-là. Ces impressions, ces sensations font partie du jardin secret de chacun. Pas question de tout dévoiler. C'est pourquoi la « première fois » est une expé-

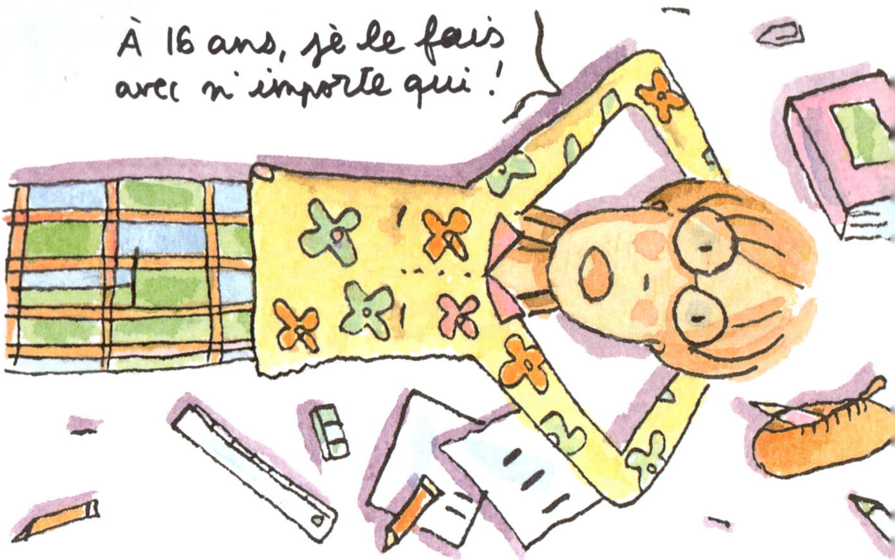

rience unique, dont on peut parler, mais qu'on ne peut pas véritablement partager avec sa meilleure amie ou son meilleur copain. Lorsque vous aurez décidé de vivre ces instants pleins d'émotion, rappelez-vous ces quelques conseils.

- Ne vous dites jamais : « À 16 ans, je dois avoir fait l'amour! ». Vous ne faites pas un concours avec vos amis. Il n'y a rien à gagner! Ne vous laissez donc pas influencer par les copains ou les copines. On ne fait pas l'amour pour faire comme les autres. On fait l'amour parce qu'on partage des sentiments avec une autre personne, qu'on se sent prêt à partager aussi son corps et qu'on éprouve du désir physique. Il n'existe pas d'âge limite pour avoir des relations sexuelles. Vous pouvez vivre votre première expérience à 17, 20 ou 25 ans : peu importe, c'est votre histoire et cela ne regarde que vous!

Ne vous laissez pas non plus influencer par vos parents. En effet, certains parents, constatant que vous avez grandi, vont vous acheter des préservatifs, en vous conseillant de « bien vous couvrir ». D'autres vous emmènent carrément chez le gynécologue. Prenez ces initiatives avec philosophie. Mais soyez ferme, expliquez-leur, si c'est le cas, que vous n'êtes pas encore prêt. Ne voyez pas dans ce comportement une incitation à avoir des relations sexuelles, mais bel et bien une inquiétude : vos parents cherchent à vous protéger à tout prix. Même s'ils agissent de façon maladroite!

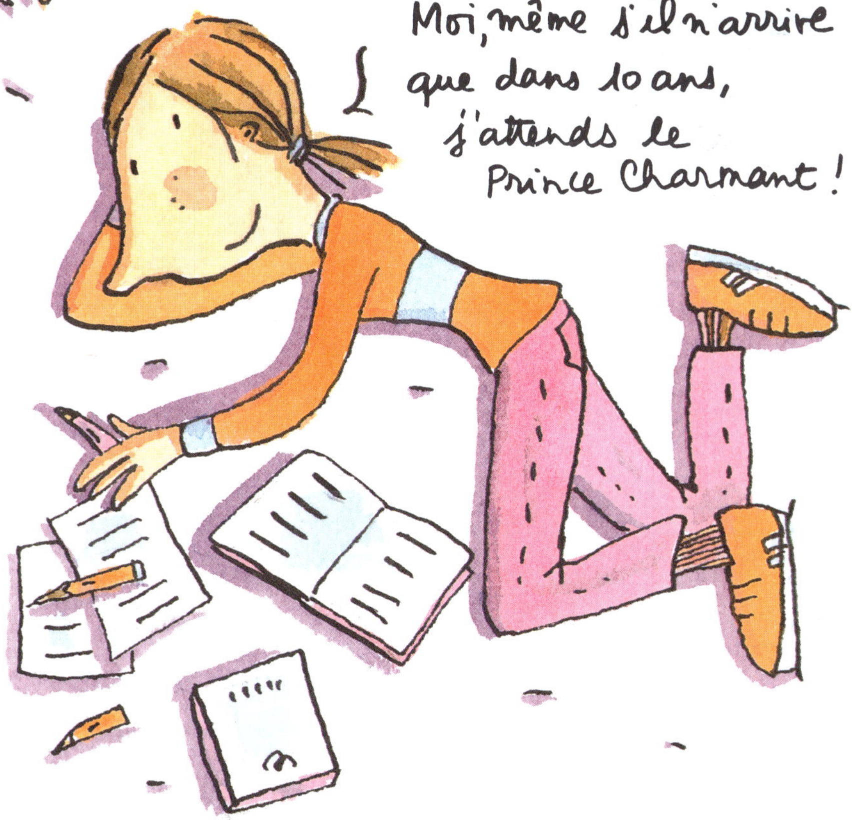
Moi, même s'il n'arrive que dans 10 ans, j'attends le Prince Charmant !

• Si vous imaginez par avance comment se passera votre « première fois », sachez que neuf fois sur dix rien n'arrivera comme prévu ! De petits incidents pourront survenir sans pour autant gâcher ces instants tant attendus : un soutien-gorge dont la fermeture résistera aux assauts répétés du garçon, un fou rire qui éclatera sans raison apparente... L'humour sera alors la meilleure façon de surmonter ces petites contrariétés. Car l'humour permet souvent de se sortir des situations les plus délicates. En réalité, vous serez sûrement tous les deux dans le même état : tendus, inquiets, aux aguets, essayant de tout maîtriser. Le plus simple sera peut-être d'avouer que c'est la première fois que vous faites l'amour. Rien de honteux à cela. Au contraire, votre partenaire sera flatté... et d'autant plus attentif et tendre. La tendresse n'est pas un signe de faiblesse. Les filles n'aiment pas les garçons trop « macho » et les garçons détestent les filles qui prennent tout en main !

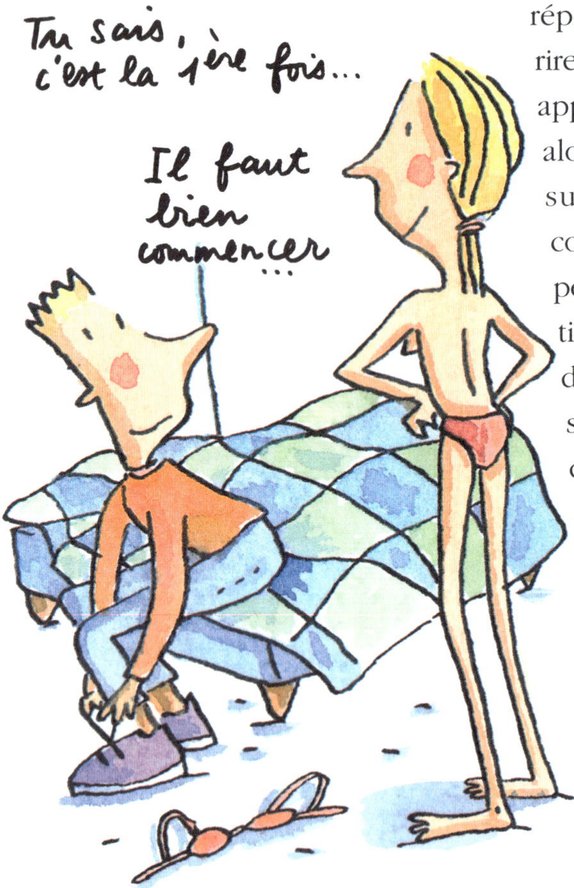
Tu sais, c'est la 1ère fois...
Il faut bien commencer...

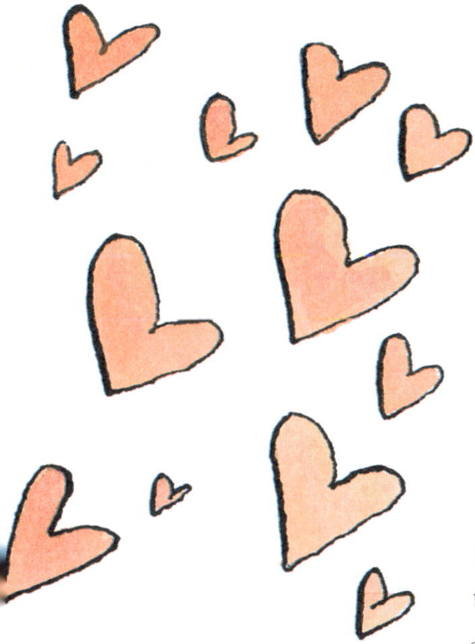

• Faire l'amour la première fois ne vous emmènera pas forcément au paradis. Qui sait si la première expérience ne sera pas un peu décevante... Vous, les filles, aurez peut-être beaucoup de plaisir. Mais ne soyez pas surprises si vous ne ressentez rien du tout la première fois! Vous, les garçons, peut-être serez-vous victimes d'une éjaculation un peu trop rapide. Car l'émotion conduit souvent à perdre le contrôle de soi-même! Pas d'inquiétude : votre vie sexuelle n'en est qu'à ses débuts. Et les expériences suivantes seront sûrement beaucoup plus agréables.

• Lorsque vous saurez que vous êtes prêt à faire l'amour avec la personne que vous aimez, vous devrez penser à utiliser un préservatif. Le préservatif est une enveloppe en caoutchouc, très fine, qui se place sur le pénis en érection. Il vous protégera contre les maladies sexuelles et évitera aux jeunes filles d'être enceintes.

Vous, les garçons, il faudra vous entraîner à mettre un préservatif sans le déchirer. Vous vous exercerez tranquillement chez vous à un moment où vous serez sûrs de ne pas être dérangés. Et le jour J, vous vous sentirez en confiance. Vous, les filles, vous n'oublierez pas d'acheter des préservatifs. Car les garçons sont tête en l'air ! Dans un moment d'émotion, ils peuvent très bien les oublier au fond d'un sac à dos... Enfin, n'hésitez pas ce jour-là à vous familiariser avec ces capuchons de caoutchouc bien avant vos premières relations sexuelles. C'est un petit détail à ne pas négliger, car lors du premier rapport, vous ne serez surprises ni par l'aspect ni par la matière du préservatif.

DÉSIR ET PLAISIR

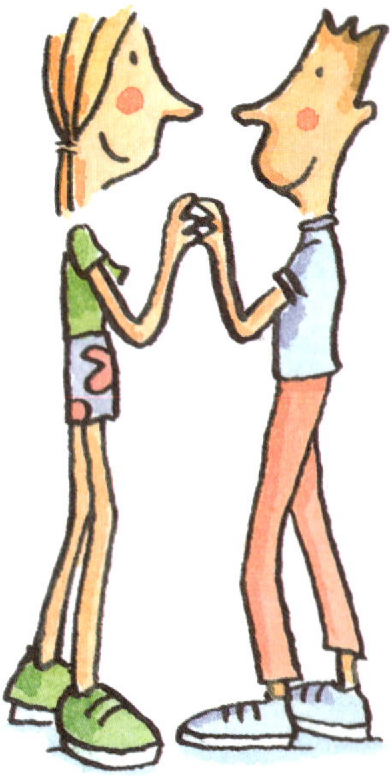

Vous venez de le lire, la première fois ne sera pas synonyme de plaisir absolu. En fait, ne confondez pas le désir que vous aurez d'avoir un échange très fort avec quelqu'un, et le plaisir que vous pourrez retirer de cet échange. Si le désir s'impose à vous, le plaisir s'apprend. Vous apprendrez, au fur et à mesure de vos expériences, que certaines caresses vous procurent plus de plaisir que d'autres. Vous découvrirez également que votre partenaire réagit plus à certains baisers ou à certaines paroles qu'à d'autres. Vous saurez alors ce qui peut vous faire plaisir et ce qui lui fait plaisir. C'est grâce à cet apprentissage que vous pourrez donner et recevoir du plaisir à chaque rapport sexuel, et connaître l'orgasme...

L'orgasme est le « point culminant du plaisir sexuel ». C'est écrit dans le *Petit Larousse* ! L'orgasme, c'est le moment où l'on éprouve le plus de plaisir. Difficile de décrire de façon détaillée une sensation qui est vécue de façon très personnelle par chaque être humain. Ce qui est certain, c'est que les hommes ont un orgasme à chaque éjaculation. En revanche, les femmes n'éprouvent pas forcément d'orgasme à chaque rapport sexuel. Surtout lors des premières fois. La vie sexuelle est une initiation : à chaque étape, on découvre un sentiment, un plaisir nouveau.

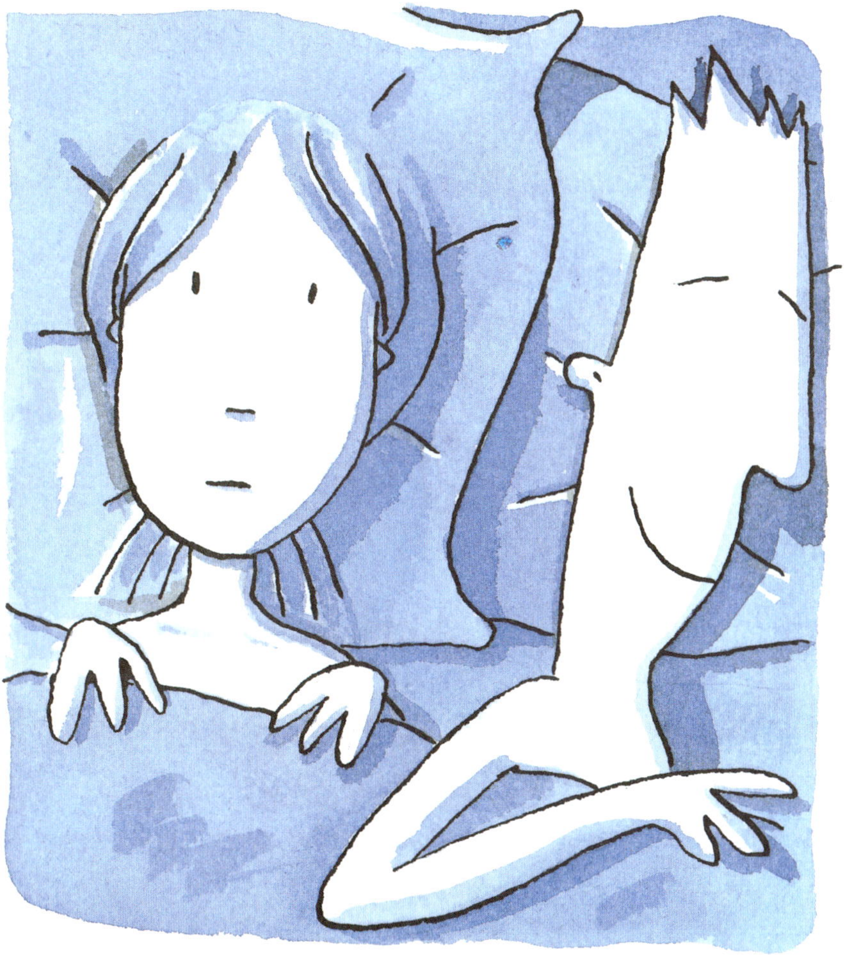

AVOIR DU PLAISIR TOUT SEUL

Certains d'entre vous ont déjà découvert le plaisir tout seul, en se masturbant, c'est-à-dire en se caressant les organes sexuels. Se masturber n'est pas honteux. Au contraire, c'est tout à fait naturel. Alors, pourquoi n'en parle-t-on jamais? Parce que la masturbation est un acte très personnel qui ne regarde personne d'autre que soi-même. Pendant de longs siècles, la masturbation a été un sujet tabou. Personne n'en parlait. Sauf pour condamner cette pratique. Aujourd'hui encore, on n'aborde pas facilement le sujet. Surtout en famille. Sachez pourtant que de nombreux adultes, hommes et femmes, se sont masturbés, adolescents et que certains continuent à le faire tout au long de leur vie sexuelle.

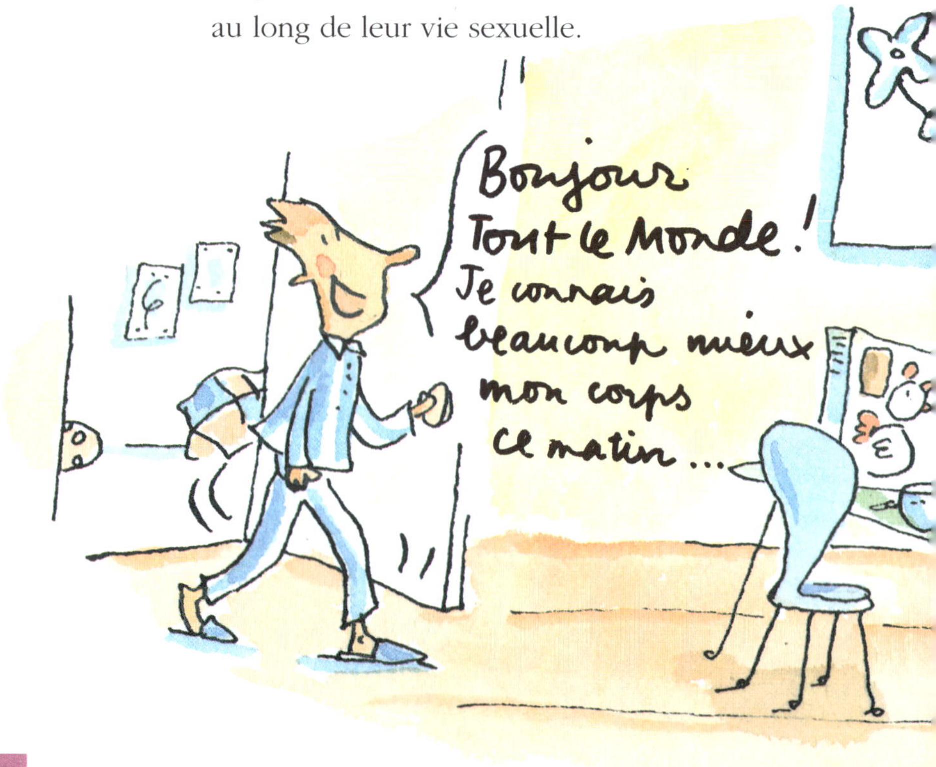
Bonjour Tout le Monde! Je connais beaucoup mieux mon corps ce matin...

Mais à l'inverse, si vous n'éprouvez pas le besoin de vous masturber, inutile de vous forcer ! Il n'existe aucune obligation en matière de sexualité. Dans l'un ou l'autre cas, ne vous sentez pas coupable. N'écoutez pas ceux qui vous racontent que la masturbation rend sourd. Ou qu'elle peut vous faire perdre votre énergie avant unc compétition sportive… C'est faux !

La masturbation permet de mieux connaître son corps et de découvrir de nouvelles sensations. Mais ce n'est pas une autre manière de faire l'amour. On ne peut faire l'amour qu'à deux. Si la masturbation est normale, elle ne doit pas devenir un refuge. Elle ne doit pas empêcher d'avoir des relations sexuelles avec une autre personne.

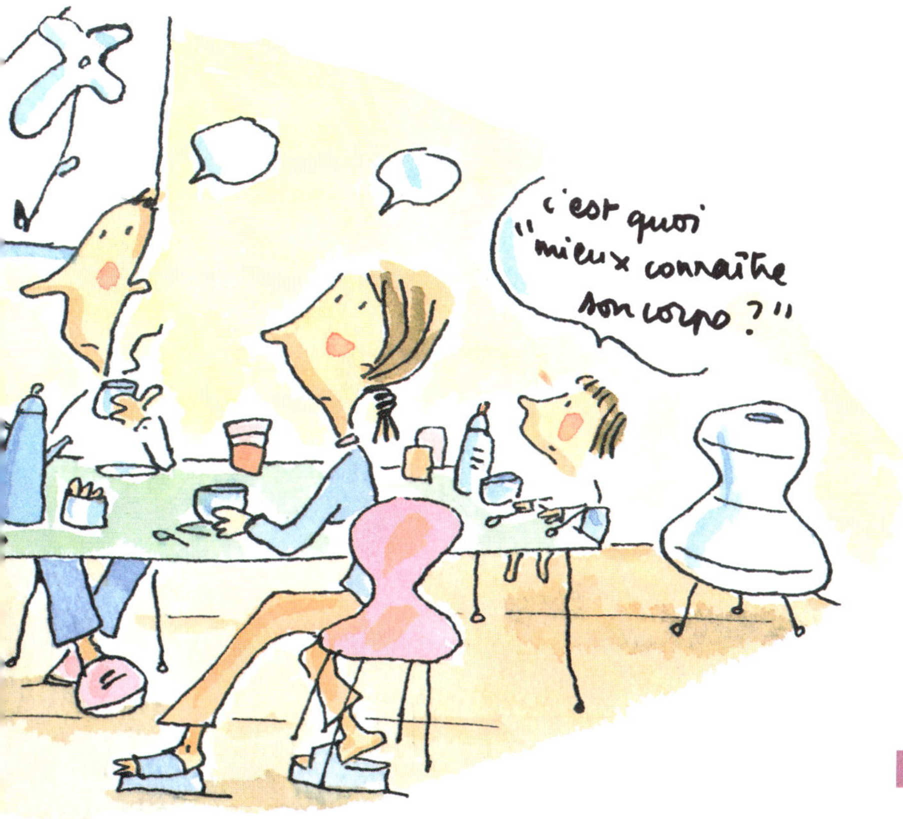

AIMER QUELQU'UN DE SON SEXE

Être homosexuel, c'est aimer quelqu'un du même sexe. Même si l'homosexualité n'est plus interdite en France, elle reste un sujet délicat. Peut-être êtes-vous tourmenté, inquiet à l'idée de pouvoir être sexuellement attiré par une personne du même sexe que vous... Cette inquiétude grandit pendant la puberté. Car il est possible qu'à ce moment précis vous ressentiez un sentiment amoureux pour votre meilleur ami. Mais cela ne veut pas dire que vous soyez homosexuel. Il ou elle vous trouble soudainement. Vous l'admirez. Vous partagez tout avec lui. Vous avez l'impression que vous vous comprenez sans parler. Vous avez les mêmes pensées, les mêmes goûts, les mêmes révoltes, les mêmes craintes. Il est un double de vous-même. Comment alors ne pas être fasciné? Et puis, vous commencez à peine de découvrir votre corps. Son corps à lui, à elle, vous est donc familier. Alors que le corps de ceux qui ne sont pas de votre sexe vous effraie. Peu à peu, vous échangez des gestes de tendresse avec lui. Et vous pensez que cet amour-là est

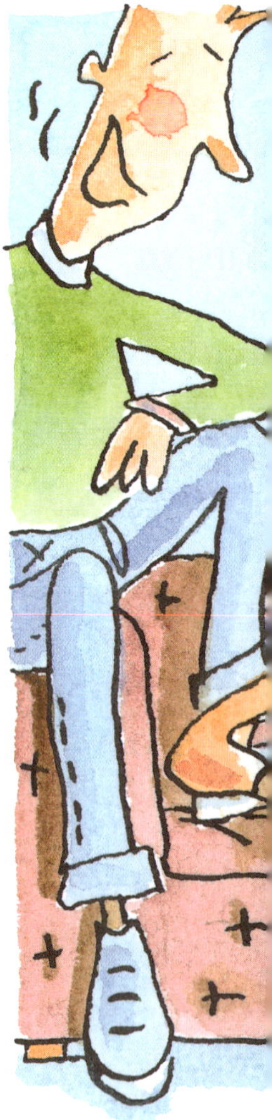

le plus fort, le plus beau, le plus pur. Peut-être partagez-vous aussi des caresses, des baisers, des moments très intimes avec ce « double ».

Ce trouble que vous ressentez ne signifie pas que vous êtes homosexuel. L'adolescence est en effet une période où les sentiments peuvent changer très vite, où rien n'est encore figé. Cette étape est parfois nécessaire. Elle permet de trouver ses vraies marques, alors que votre corps se transforme et que vos relations avec les autres changent. La plupart du temps, vous n'éprouverez ce sentiment qu'à l'égard d'une seule personne. Et votre trouble s'arrêtera là. Vous rechercherez ensuite les plaisirs de l'amour avec une personne de l'autre sexe. Avant de conclure que vous êtes homosexuel, attendez et voyez comment vos sentiments, vos désirs, votre vie sexuelle évoluent. Cependant, si vous découvrez que vous êtes véritablement homosexuel, n'en faites pas un drame. Aujourd'hui, l'homosexualité est reconnue et mieux acceptée. Les homosexuels peuvent vivre leur sexualité comme ils le souhaitent.

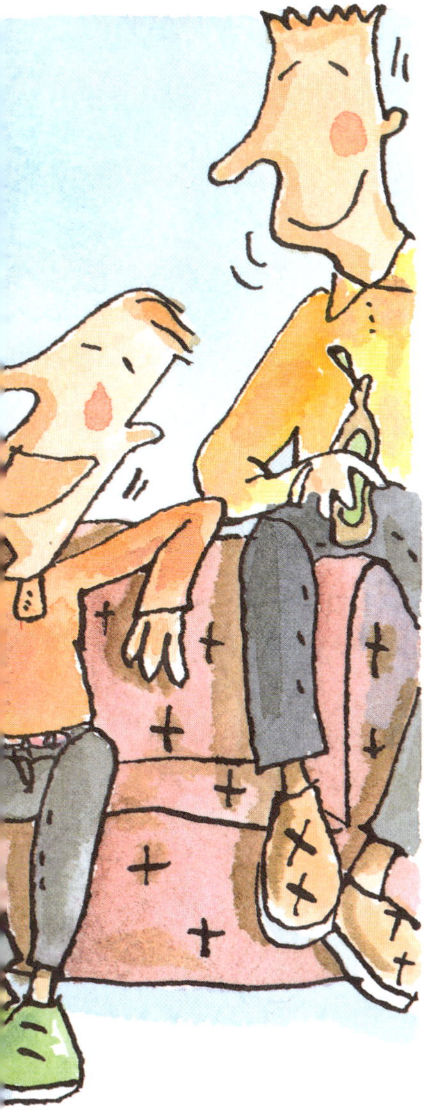

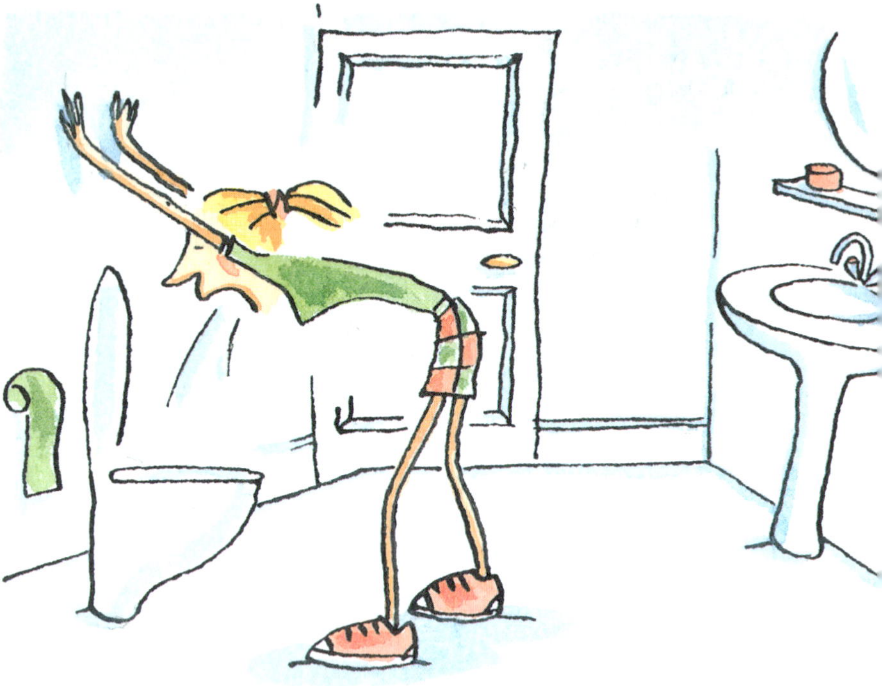

LA GROSSESSE

Un jour ou l'autre, vous allez faire l'amour. Malheureusement, les relations sexuelles peuvent avoir des conséquences que vous n'aviez pas prévues. Ainsi, une jeune fille peut tomber enceinte et avoir un enfant. Si une jeune fille peut, sans problèmes, porter un bébé pendant neuf mois, elle risque d'avoir de grandes difficultés pour l'élever. En effet, à 14 ou 15 ans, on ne gagne pas d'argent et on vit chez ses parents. On ne se sent pas forcément assez mûr, assez responsable, pour s'occuper d'un bébé. Être enceinte dès 14 ans peut bouleverser toute une vie.

Dès l'arrivée de leurs premières règles, les jeunes filles peuvent se retrouver enceintes si elles ont des relations sexuelles. Et dès leurs premières éjaculations, les garçons peuvent féconder un ovule. En clair, cela signifie que, dès l'âge de 13 ans, une fille et un garçon sont capables d'avoir un enfant. Ne vous croyez donc pas à l'abri d'une grossesse parce qu'il s'agit de votre premier rapport sexuel !

Les premiers signes d'une grossesse sont faciles à observer : un retard de règles, une envie de vomir qui persiste et des seins qui gonflent. Si vous avez un doute, pratiquez un test de grossesse. Ces tests repèrent dans l'urine les hormones caractéristiques de la grossesse. Ils sont vendus dans les pharmacies. Ils sont très fiables, mais également chers. Vous pouvez aussi effectuer une analyse de sang dans un laboratoire. Cette analyse est prescrite par le médecin.

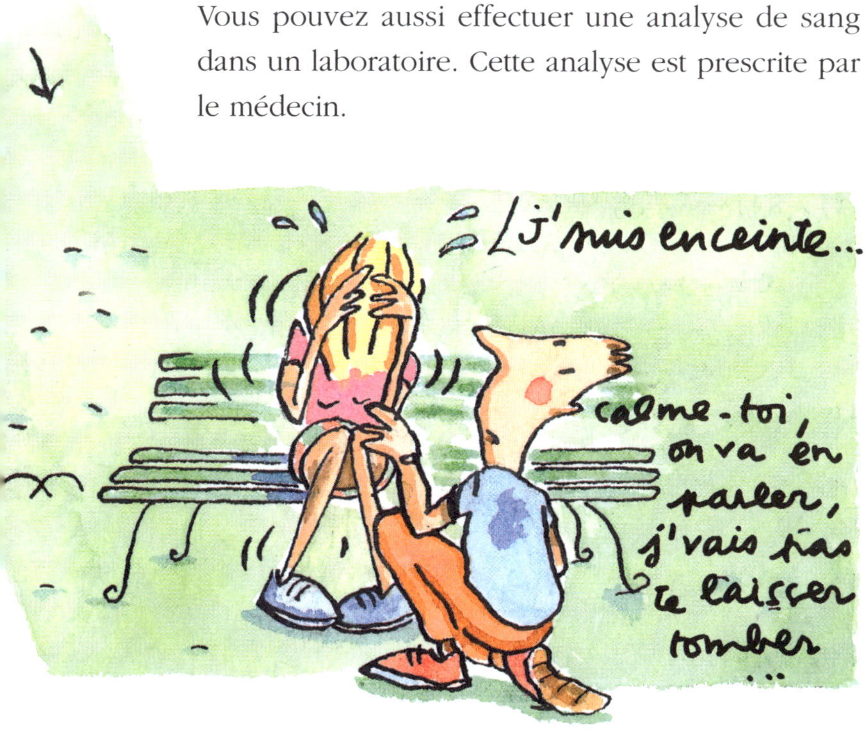
J'suis enceinte...
calme-toi, on va en parler, j'vais pas te laisser tomber...

LES MOYENS DE CONTRACEPTION

Pour éviter les grossesses, on a inventé la contraception. La contraception a pour objectif d'empêcher la fécondation de l'ovule par un spermatozoïde. En empêchant la fécondation, on évite toute grossesse.

La pilule

La pilule a été inventée en 1956 par des Américains. Son principe est simple : les hormones, c'est-à-dire des substances chimiques qu'elle contient, bloquent l'ovulation. L'ovulation est le moment où un ovule mûr va sortir de l'ovaire et pouvoir être fécondé par un spermatozoïde dans une trompe de Fallope. En bloquant l'ovulation, la pilule empêche les ovules de sortir de l'ovaire. Lors de relations sexuelles, les spermatozoïdes expulsés par l'homme atteindront la trompe de Fallope, mais ils n'y rencontreront aucun ovule.

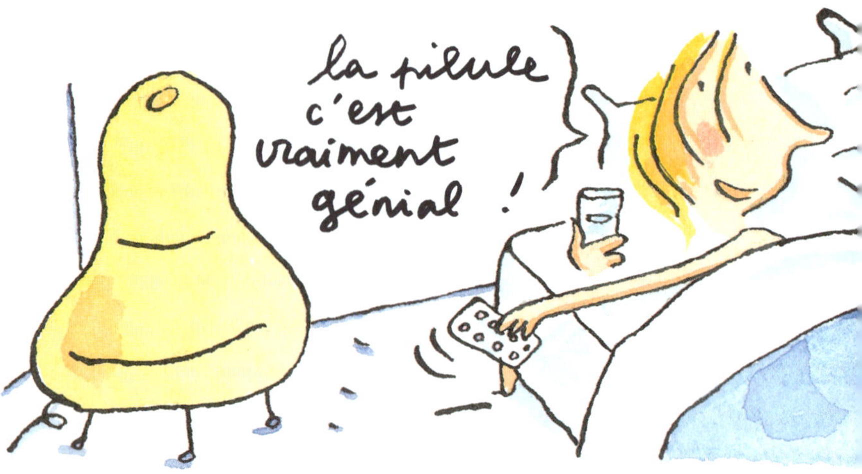

La pilule est un moyen de contraception oral. Cela veut dire qu'elle s'avale. Pour qu'elle soit efficace, il faut respecter des règles très précises et, surtout, ne jamais l'oublier. On parle de « la » pilule, mais on devrait dire « les » pilules. Car elles se présentent sous la forme d'une plaquette comprenant 21 comprimés. Pendant 21 jours, vous devez prendre un comprimé par jour. Au bout de ces 21 jours, vous arrêtez 7 jours. Durant cette période, vos règles se déclenchent. Après ces 7 jours d'arrêt, vous commencez une nouvelle plaquette de comprimés.
Vous pouvez prendre la pilule pendant plusieurs années sans danger pour votre santé. Mais attention : dès que vous arrêtez d'avaler vos comprimés, vous pouvez de nouveau être enceinte.
Il existe plusieurs types de pilule. C'est pour cela que vous devez consulter un gynécologue : il vous prescrira la pilule la mieux adaptée à votre corps. Pas question d'emprunter une plaquette à votre meilleure amie ou à votre mère! Sachez aussi que la pilule a un autre avantage : elle peut diminuer l'intensité des douleurs dues aux règles et agir sur l'acné.

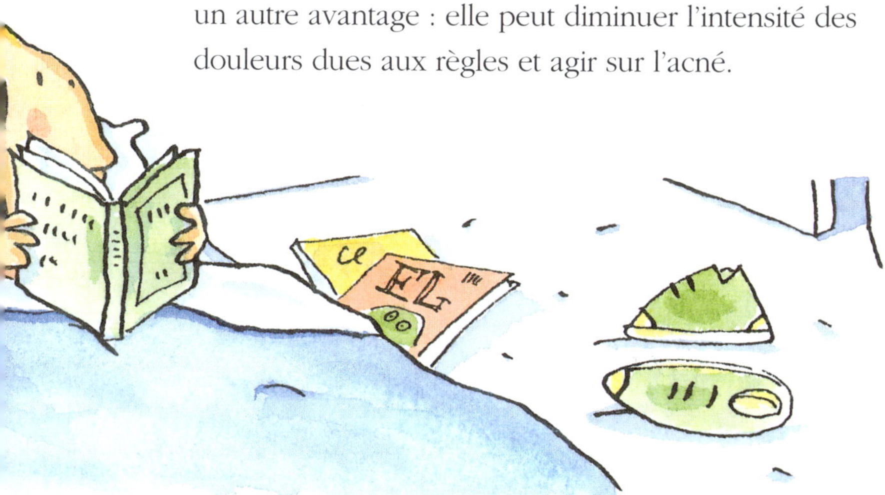

La pilule du lendemain

La pilule du lendemain s'utilise le plus tôt possible et, au plus tard, trois jours après avoir eu un rapport sexuel. Elle contient une forte dose d'hormones. Elle ne bloque pas l'ovulation, mais empêche la muqueuse de l'utérus de se former pour accueillir un ovule fécondé. La pilule du lendemain permet donc l'expulsion de l'ovule fécondé. Son action est beaucoup plus brutale que celle d'une pilule « normale ». C'est pour cela qu'on ne peut pas l'utiliser de façon régulière, mais seulement en cas d'urgence. Elle est en vente, sans ordonnance, en pharmacie.

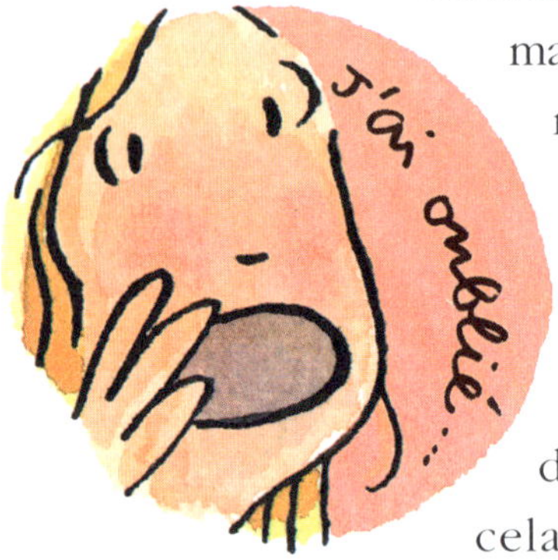

Le préservatif

Le préservatif est le seul moyen de contraception masculin. C'est une enveloppe en caoutchouc très fin. Il faut dérouler le préservatif sur le pénis en érection avant chaque rapport sexuel. Le préservatif retient le sperme et l'empêche de couler dans le vagin de la femme. Il bloque donc les spermatozoïdes et rend impossible la fécondation de l'ovule. Attention! Si le préservatif est mal posé, ou s'il se déchire, il laissera le sperme s'échapper. Il ne sera donc pas efficace à 100 %. Jetez-le et prenez un nouveau préservatif. N'oubliez pas : un préservatif ne s'utilise qu'une fois et une seule.

Vous pouvez acheter les préservatifs sans ordonnance, dans les pharmacies, les supermarchés ou dans des distributeurs automatiques. Les préservatifs les plus efficaces sont ceux qui possèdent un petit réservoir au bout. Ainsi, au moment de l'éjaculation, le sperme ne tend pas trop le préservatif. Ce qui évite les risques de déchirure. Pour plus de confort, utilisez plutôt les préservatifs lubrifiés. Ils sont enduits de substances qui facilitent la pénétration. Certains sont même parfumés à la vanille ou à la fraise! À vous de choisir. Assurez-vous seulement que la boîte de préservatifs que vous achetez porte le sigle « NF » (normes françaises), qui signifie que les préservatifs ont été testés. Leur solidité est donc garantie.

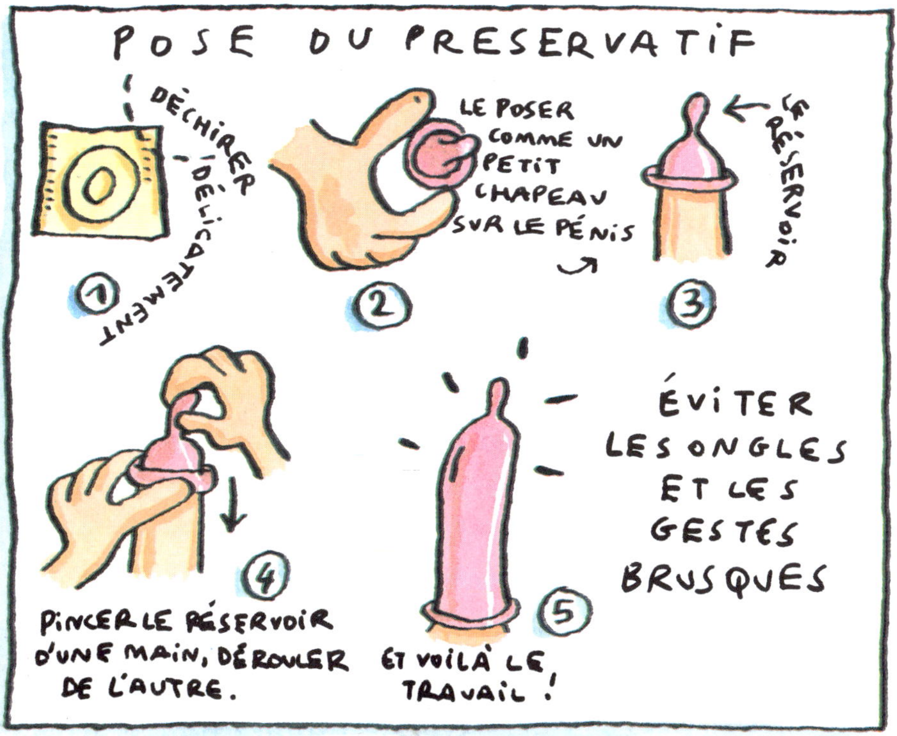

Les autres moyens de contraception

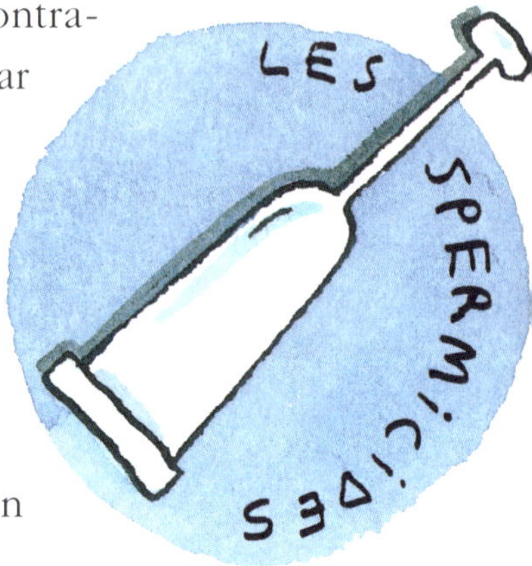

D'autres moyens de contraception sont employés par les femmes qui ont de l'expérience. En règle générale, vous ne les utiliserez pas dès vos premiers rapports sexuels car, pour les employer, il faut bien connaître son corps.

Les spermicides sont des substances chimiques qui tuent les spermatozoïdes et les empêchent de rejoindre l'utérus. Ils se présentent sous la forme de crèmes, de mousses ou de produits imbibés de spermicides. Ils s'appliquent dans le vagin avant un rapport sexuel.

Le diaphragme est un petit cercle sur lequel est tendue une mince pellicule de caoutchouc. Le diaphragme se place sur le col de l'utérus. Il bloque les spermatozoïdes à l'entrée de l'utérus. Pour plus d'efficacité, on l'enduit de crème spermicide.

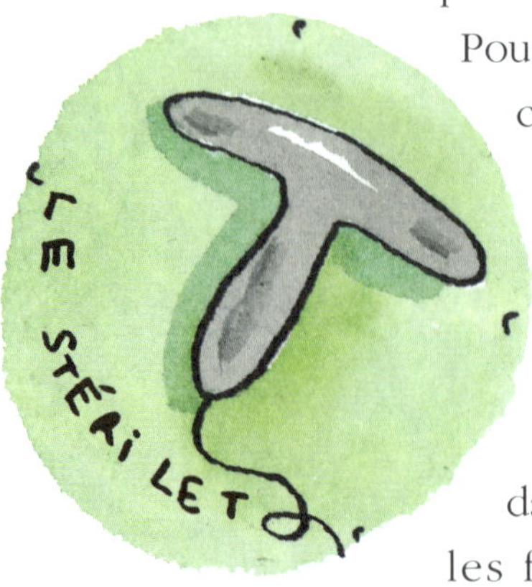

Le stérilet est un système que le gynécologue introduit dans l'utérus. Il empêche tout ovule fécondé de se fixer dans l'utérus. Le stérilet est efficace pendant deux à trois ans. Mais seules les femmes qui ont déjà eu des enfants emploient un stérilet.

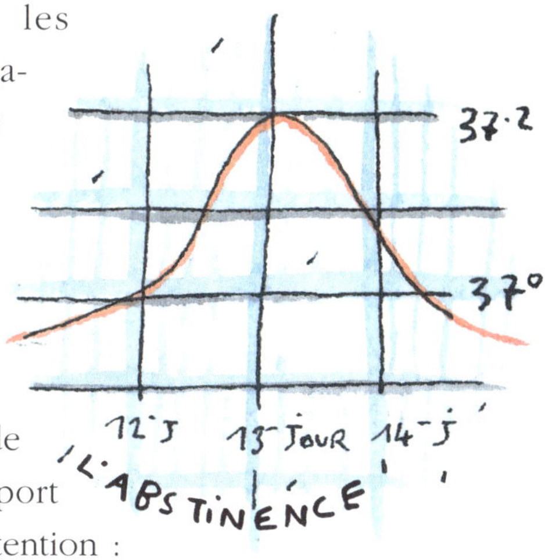

Les femmes et les hommes peuvent également utiliser des méthodes de contraception « naturelles » : l'abstinence pendant certaines périodes du cycle de la femme et le rapport interrompu. Mais attention : elles ne sont absolument pas fiables ! Ces méthodes naturelles ne font pas appel à des substances chimiques comme la pilule ou à des barrières en caoutchouc comme le préservatif ou le diaphragme. L'abstinence consiste à éviter toute relation sexuelle pendant l'ovulation. Mais ce n'est pas toujours très facile de savoir quand se produit exactement l'ovulation. Dans le cas du rapport interrompu, le garçon retire son pénis du sexe de la femme avant l'éjaculation. Mais une goutte de sperme peut s'échapper du pénis avant l'éjaculation. Or, cette goutte de sperme contient des millions de spermatozoïdes. Ce qui est largement suffisant pour féconder un ovule. Voilà pourquoi ces méthodes naturelles ne sont vraiment pas efficaces !

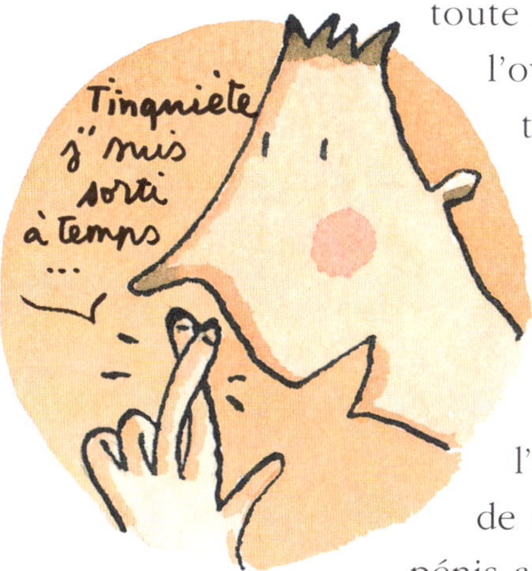

L'AVORTEMENT

L'avortement, ou interruption volontaire de grossesse (IVG), n'est pas un moyen de contraception. Quand un médecin pratique un avortement, il enlève l'embryon qui avait commencé à se développer dans l'utérus de la femme. La grossesse est alors interrompue. En France, l'avortement est autorisé par la loi depuis 1975 et se pratique dans les hôpitaux et les cliniques. Les jeunes filles mineures peuvent avorter si elles ont l'autorisation d'un de leurs parents. Mais une IVG ne peut pas avoir lieu après plus de 10 semaines de grossesse. Voilà pourquoi, en cas de grossesse, il faut rapidement consulter un médecin ou un gynécologue. L'IVG n'est pas un acte banal, que l'on peut pratiquer fréquemment. C'est une opération. Et psychologiquement, c'est une épreuve difficile à surmonter. En utilisant un contraceptif (pilule, préservatif...), on évite d'avoir à pratiquer une IVG.

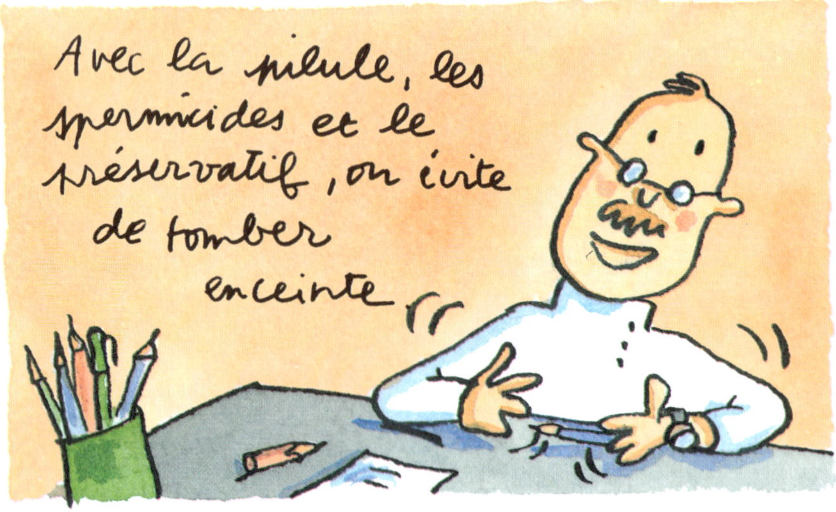
Avec la pilule, les spermicides et le préservatif, on évite de tomber enceinte.

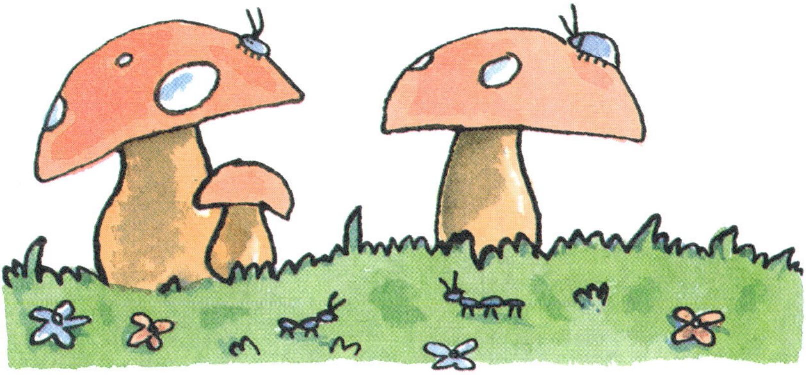

LES MALADIES SEXUELLEMENT TRANSMISSIBLES

Comme leur nom l'indique, les maladies sexuellement transmissibles (MST) se transmettent lors des rapports sexuels. Il suffit en effet que l'un des deux partenaires soit infecté pour qu'il transmette la maladie à l'autre. Les responsables de ces MST sont des microbes qui infectent soit le pénis, soit le vagin.

Les MST les plus fréquentes sont les infections à chlamydiæ, les condylomes et l'herpès génital. Les infections à chlamydiæ sont déclenchées par un microbe. Chez l'homme infecté, un liquide anormal s'écoule du pénis. L'homme peut ressentir aussi des douleurs lorsqu'il urine. Chez la femme, ces infections se manifestent souvent par des pertes anormales. Les infections à chlamydiæ disparaissent après un traitement à base d'antibiotiques.

Les condylomes sont de petites verrues qui apparaissent sur le pénis ou à l'entrée du vagin. Elles peuvent être éliminées par une opération de chirurgie.

Enfin, l'herpès génital se présente chez la femme et chez l'homme sous la forme de petits boutons qui se forment à l'entrée du vagin ou au bout du pénis. Cette éruption est précédée de brûlures et d'irritations sur le sexe. Différents médicaments cicatrisent et guérissent les boutons dus à l'herpès. Mais aucun traitement ne détruit le virus de l'herpès génital. Ce qui explique que les éruptions de boutons réapparaissent périodiquement tout au long de la vie.

Les autres MST se manifestent souvent par des irritations, des sensations de brûlure et des écoulements anormaux qui s'échappent du pénis ou du vagin. Si vous avez l'un de ces symptômes, consultez rapidement votre médecin. Car ces maladies peuvent rendre stérile, si elles ne sont pas soignées. Le médecin vous donnera un traitement approprié, le plus souvent des antibiotiques. Ces traitements sont très efficaces. Si vous n'avez aucun signe particulier, mais que vous avez des doutes, voyez également votre médecin. Il pourra réaliser des examens pour en savoir plus.

N'oubliez jamais que vous êtes deux et que les deux partenaires peuvent être infectés. Si vous avez attrapé une MST, prévenez tout de suite la personne avec qui vous avez eu des rapports sexuels. Elle risque d'être elle aussi contaminée. Il faut alors qu'elle se soigne en même temps que vous. Sinon, votre traitement ne servira à rien. Le plaisir se partage… les ennuis et les traitements aussi!

L'HÉPATITE B

L'hépatite B est un virus qui se transmet lors des relations sexuelles. Une analyse du sang permet de détecter la présence de ce virus dans l'organisme. Souvent, le virus de l'hépatite B disparaît sans que la personne contaminée s'en aperçoive. Dans 25% des cas, la maladie se manifeste sous la forme d'une jaunisse : c'est une maladie du foie qui rend le teint jaunâtre. Malheureusement, dans 10% des cas, le virus reste présent dans le corps et peut, après 10 ou 15 ans, déclencher une grave maladie du foie. Le virus de l'hépatite B se transmet également par le sang. Il est aussi présent dans la salive. Mais, à l'heure actuelle, les scientifiques ne savent pas vraiment si la maladie peut être transmise par la salive. Une chose est sûre : l'hépatite B ne se transmet ni par la sueur ni par un simple contact, comme une poignée de mains. Il existe un vaccin contre l'hépatite B. Il est recommandé pour les adolescents. Si vous n'êtes pas vacciné, n'hésitez pas à demander conseil à votre médecin, qui pourra vous vacciner lui-même.

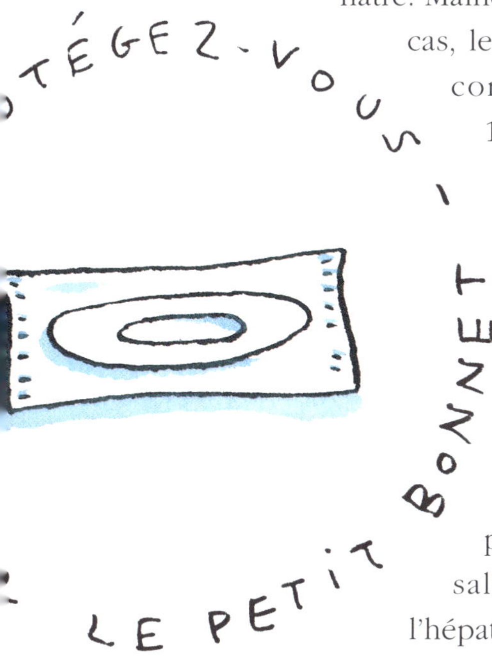

LE SIDA

Le virus du sida, ou syndrome d'immunodéficience acquise, se transmet par les relations sexuelles. Il se transmet également par le sang. Voilà pourquoi les toxicomanes, ceux qui se droguent, ne doivent absolument pas échanger leurs seringues. Car il suffit d'une seule goutte de sang contaminé dans l'aiguille d'une seringue pour transmettre le virus à une autre personne. Voilà pourquoi, aussi, vous ne devez jamais ramasser une seringue usagée qui traîne dans la rue ou dans un square. À la moindre piqûre accidentelle, vous risquez d'être contaminé.

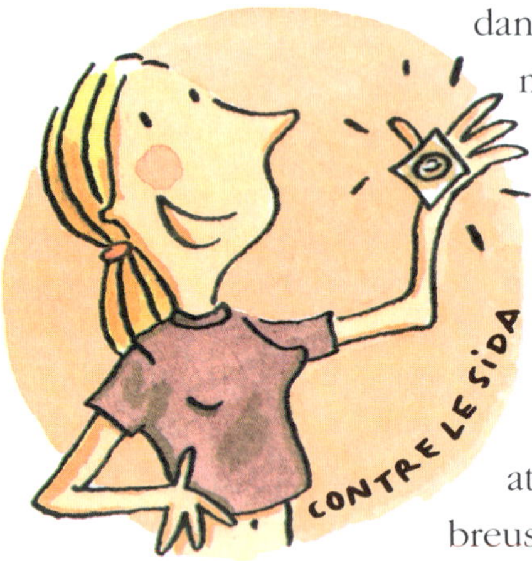

Le virus du sida s'attaque aux globules blancs, c'est-à-dire aux cellules qui défendent notre organisme contre toutes les infections. Les personnes atteintes du sida attrapent de nombreuses maladies infectieuses. Elles ne parviennent plus à se défendre contre les microbes. Chez une personne contaminée, le sida ne se déclenche pas tout de suite. Le virus est bien présent dans le sang, mais il reste en sommeil. À ce stade, on dit que la personne contaminée est « séropositive ». Une personne sait si elle est atteinte ou non du sida en effectuant une analyse de sang.

Contrairement à l'hépatite B, il n'existe aucun vaccin contre le sida. Et, pour le moment, aucun médicament ne guérit cette maladie. En revanche, la trithérapie, une association de plusieurs médicaments, permet aux malades de vivre mieux et plus longtemps. Le plus sûr moyen de ne jamais avoir à lutter contre le virus du sida, c'est de l'empêcher d'entrer dans votre corps. Et, pour cela, il n'y a qu'une seule solution : utiliser un préservatif pendant les rapports sexuels.

LE PRÉSERVATIF

Le préservatif évite en effet tout contact direct entre le pénis et le vagin. Cette barrière de caoutchouc stoppe les virus qui peuvent être contenus dans le sperme. Il empêche également à tout microbe de passer de l'un à l'autre partenaire. Le préservatif protège donc contre le sida, l'hépatite B et les MST. Attention, contrairement à ce que l'on croit parfois, une jeune fille qui prend la pilule n'est pas protégée contre les maladies sexuellement transmissibles. Elle doit donc demander à son partenaire de mettre un préservatif. N'oubliez pas : dès votre premier rapport sexuel, ayez le réflexe d'utiliser le préservatif.

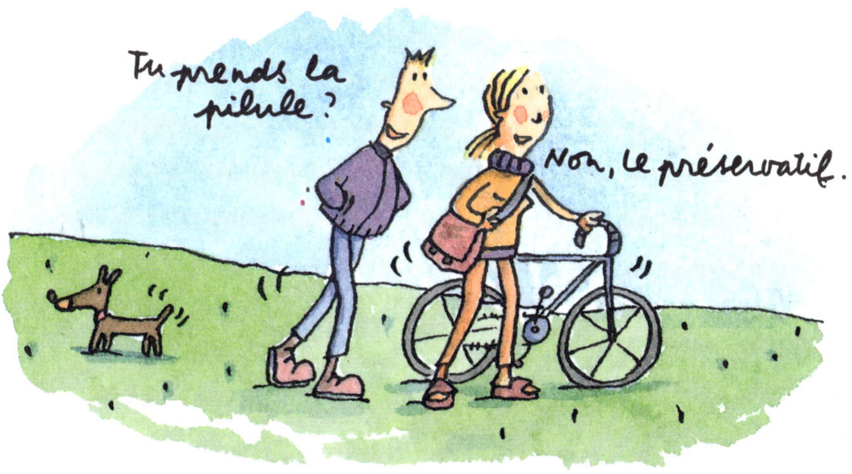

UNE LONGU

ÉCOUTE DE SOI...
ET DE L'AUTRE !

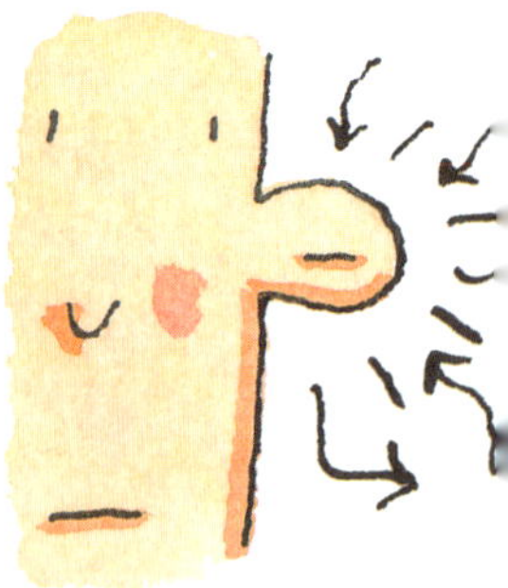

DES AMOURS
QUI FONT MAL

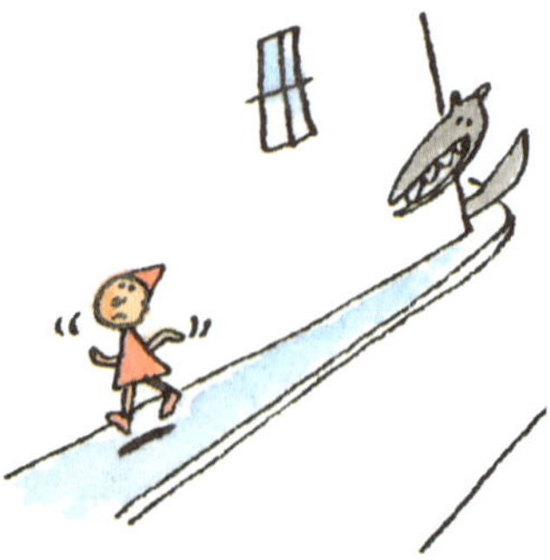

DÉSIRER AIMER
ET AIMER
DÉSIRER

AMOUR AU FIL DES ANS

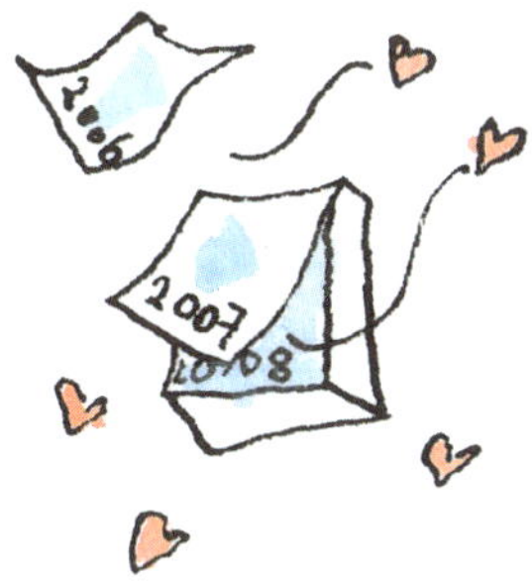

SAVOIR DIRE NON

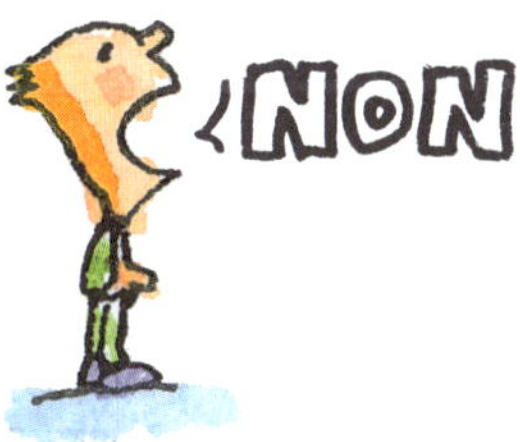

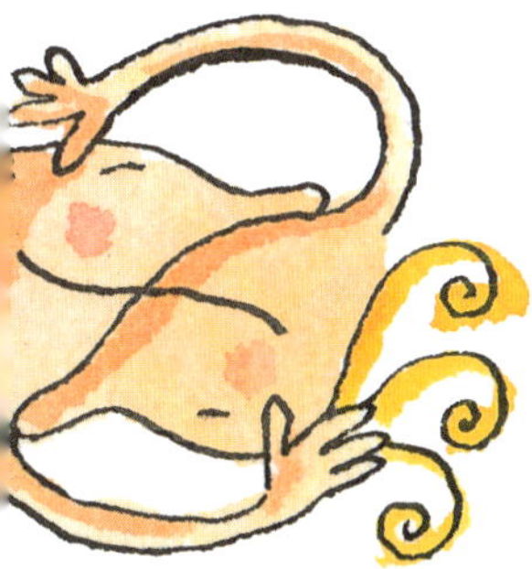

FAIRE L'AMOUR : UN BONHEUR QUI S'APPREND

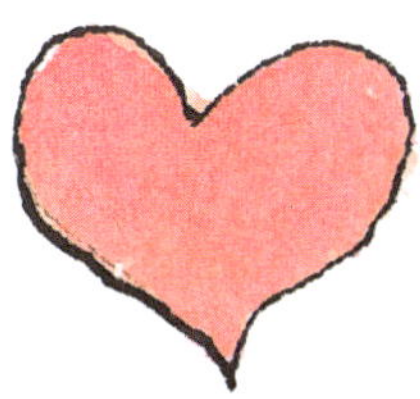

UN VOYAGE TOUT AU LONG DE VOTRE VIE

L'apprentissage de la sexualité ressemble à un voyage, avec ses découvertes, ses craintes, ses joies et ses déceptions. Dans ce voyage un peu spécial, il faut être prêt à partir, à découvrir l'autre... Il faut aussi être prêt à donner et à recevoir. Ne vous tourmentez pas avec mille questions. Vous avez la vie entière pour mener à bien ce voyage. Ne brûlez pas les étapes. À vouloir trop tôt quitter les rivages de l'enfance, vous risquez d'être déçu. Quel dommage de commencer une telle aventure avec des regrets pour bagages !

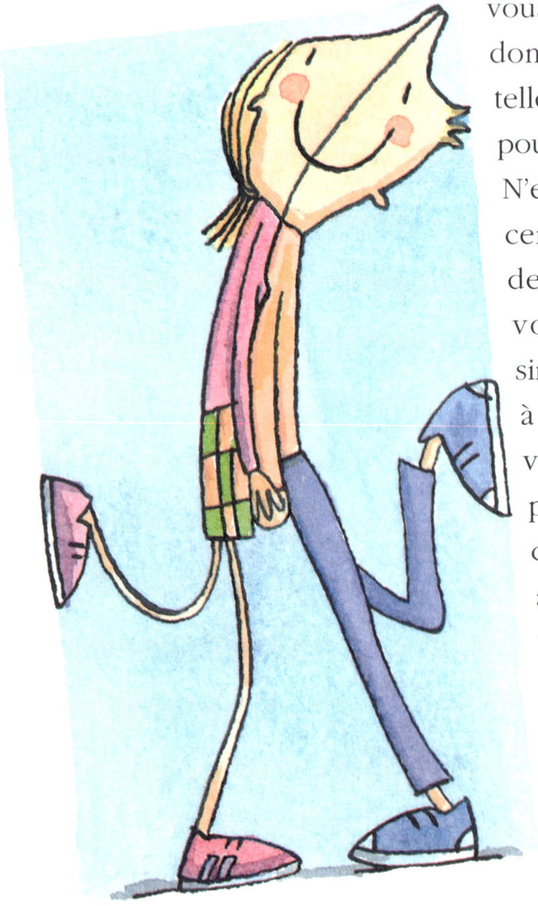

N'essayez pas non plus de percer les mille et un « secrets » des adultes dès le début de votre périple. Commencez simplement votre voyage. Peu à peu, au fil de vos escales, vous allez acquérir votre propre expérience, découvrir ce qui vous fait plaisir, mais aussi ce qui fait plaisir à votre partenaire. N'oubliez jamais : la sexualité est un voyage qui s'effectue toujours à deux. Pour qu'il se déroule dans la joie et la tendresse, chacun doit respecter l'autre.

ON FAIT L'AMOUR TOUTE SA VIE

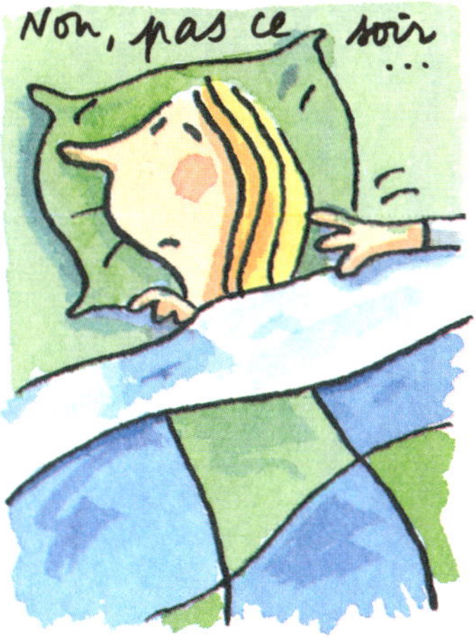

Un jour, vous oserez franchir le premier pas. Et vous ferez l'amour. Une première fois. Puis une deuxième, et une troisième fois... Vous allez faire l'amour tout au long de votre vie. Bien sûr, vous n'aurez pas de rapports sexuels chaque jour de votre vie. Pendant certaines périodes, qui peuvent durer quelques semaines ou plusieurs mois, vous n'aurez pas de relations sexuelles, parce que vous n'aurez pas de relations amoureuses, que vous serez préoccupé par votre travail, que vous serez malade, ou tout simplement parce que vous n'aurez pas envie...

Adolescent et, plus tard, adulte, votre vie sexuelle va dépendre étroitement de votre vie tout court, de vos rencontres, de vos bonheurs ou de vos soucis... Si le sexe joue un rôle important dans notre vie, nous devons tous trouver un équilibre entre notre sexualité et notre vie quotidienne. Notre vie ne doit pas se dérouler au détriment de notre sexualité. En même temps, nos relations sexuelles ne doivent pas être un problème qui risque de gâcher notre vie. Les relations sexuelles nous aident à nous épanouir. Mais pour cela, elles ne doivent pas être subies. Au contraire, elles doivent être désirées par les deux partenaires, dans une véritable relation d'échange et de confiance.

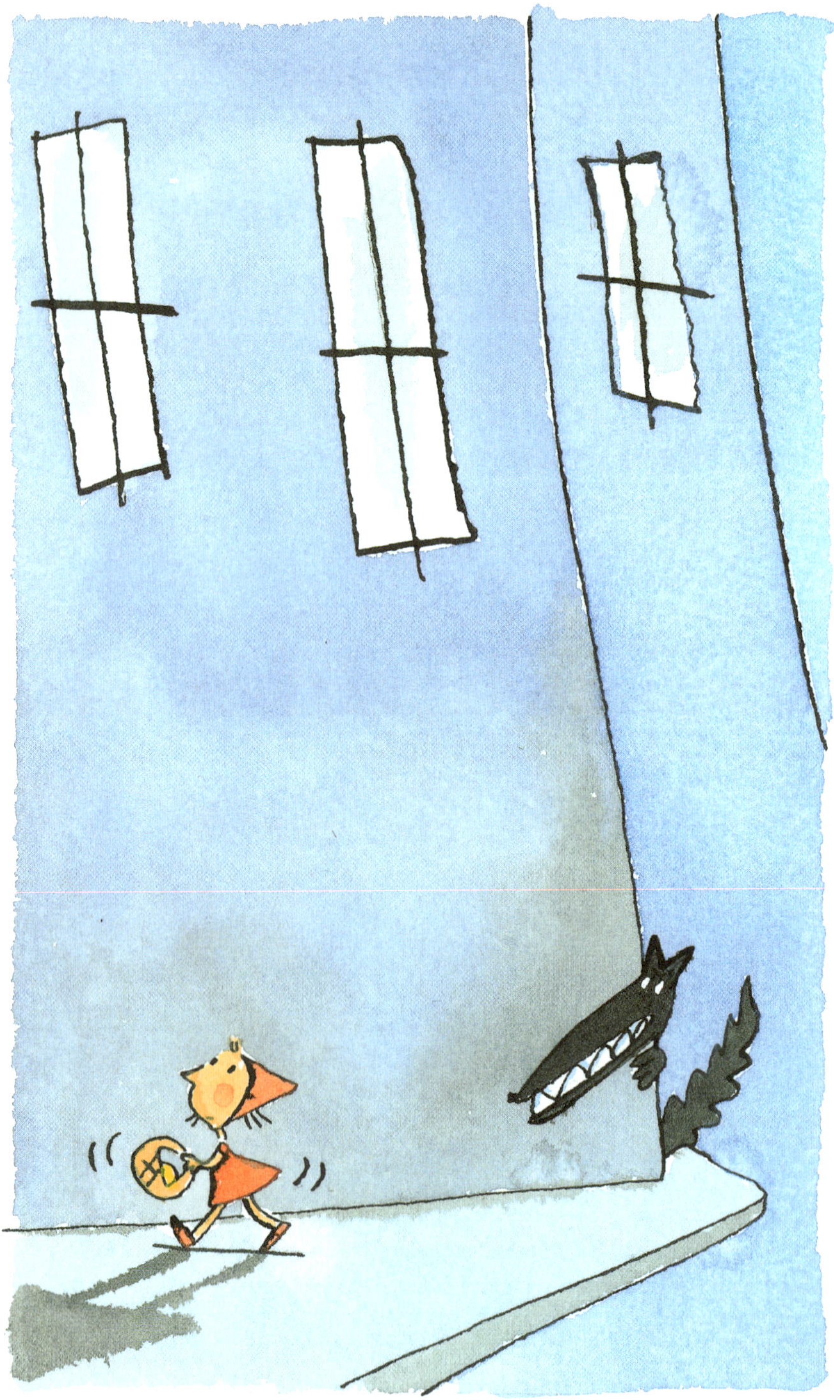

NE PAS SUBIR DES RELATIONS SEXUELLES

Sentiments, partage, tendresse, complicité, dialogue, respect de l'autre : ce sont des mots essentiels pour bien vivre sa sexualité. En revanche, si vos relations sexuelles sont marquées par la menace, la contrainte, la violence, la peur, le dégoût et la honte, vous devez absolument faire cesser cette situation. Le viol, la pédophilie et l'inceste sont trois crimes sévèrement punis par la justice. Même si vous avez honte de raconter ce que vous avez pu vivre, même si, au fond de vous-même, vous êtes dégoûté par ce que vous avez pu faire, vous devez en parler. Pour mettre fin à vos souffrances. Pour pouvoir vivre de nouveau, pour pouvoir vivre tout simplement. N'oubliez jamais que c'est vous la victime. Et pas celui ou celle qui vous a forcé à accepter des relations dont vous n'aviez pas envie.

LE VIOL

Une personne commet un viol quand elle force une autre personne, sous la menace ou par la violence, à avoir un rapport sexuel. Dès qu'il y a pénétration, il y a viol. C'est un crime sexuel très grave. Toute personne violée peut et doit porter plainte auprès de la police. Un médecin l'examinera pour constater le viol. Le violeur sera alors recherché. Il risque jusqu'à 15 ans de prison.

Il existe d'autres formes de violences sexuelles qui sont moins sévèrement punies par la loi. Si l'agresseur oblige une personne à lui caresser le sexe, il ne commet pas un viol mais une agression sexuelle. L'agresseur risque jusqu'à 5 ans de prison et même plus si l'agression est commise sur un jeune de moins de 15 ans. Enfin, un exhibitionniste, c'est-à-dire un homme qui montre son sexe dans la rue ou dans le métro, commet une atteinte sexuelle. Il peut être arrêté par la police, mais il ne risque pas une grosse peine de prison.

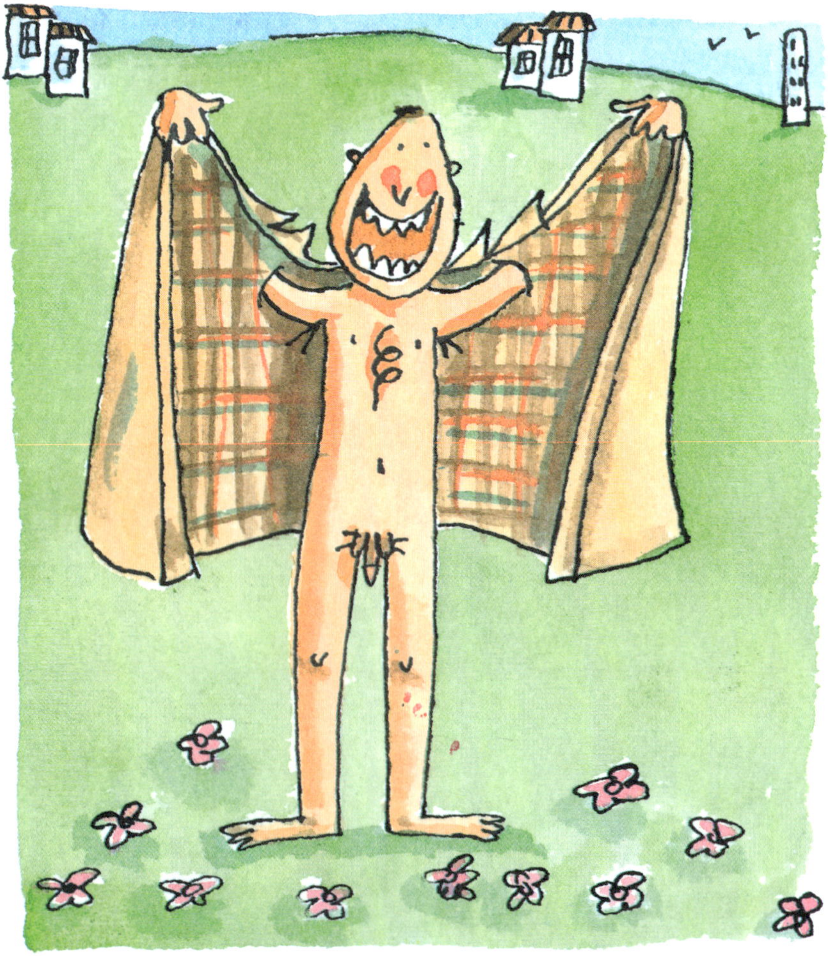

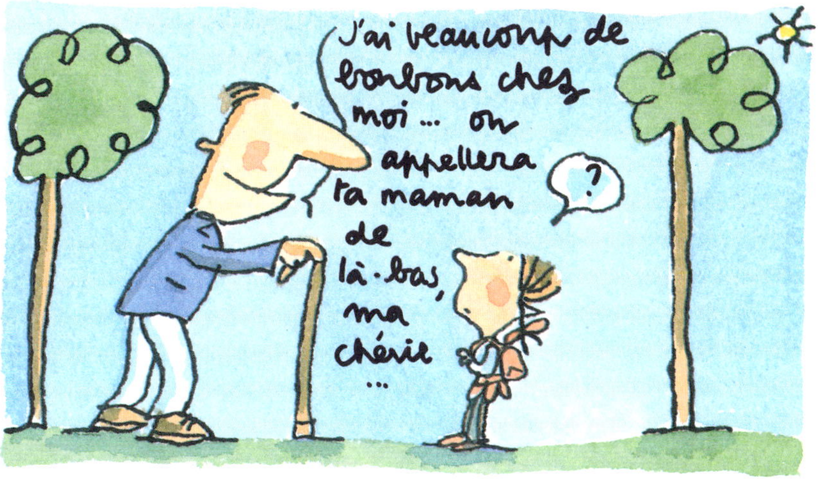
J'ai beaucoup de bonbons chez moi... on appellera ta maman de là-bas, ma chérie...
?

LA PÉDOPHILIE

Les pédophiles sont des adultes qui préfèrent avoir des relations sexuelles avec des enfants ou des adolescents. Ces adultes n'ont pas un comportement normal. La pédophilie est d'ailleurs punie par la loi. Les journaux parlent de plus en plus d'affaires de pédophilie. Car, aujourd'hui, les jeunes dénoncent plus facilement ces adultes. La police et la justice luttent également plus efficacement contre ces criminels. Les pédophiles sont punis comme les violeurs : ils risquent jusqu'à 15 ans de prison. Mais le temps qu'ils passeront en prison peut être plus long, s'ils ont eu des relations sexuelles avec des jeunes de moins de 15 ans. La justice estime en effet que les mineurs de moins de 15 ans ne peuvent pas être consentants, c'est-à-dire d'accord, pour avoir des relations sexuelles avec un adulte.

L'INCESTE

Lorsqu'un père ou une mère a des relations sexuelles avec ses enfants, il commet un inceste. Les journaux parlent davantage d'inceste entre père et fille, mais les mères peuvent également avoir des relations sexuelles avec leur fils, et les pères peuvent aussi commettre un inceste avec leur fils. L'inceste est puni par la loi.

Ce n'est donc pas une situation normale et encore moins l'aboutissement d'un amour normal d'un parent pour son enfant. D'ailleurs, pour persuader son enfant d'avoir des relations ou des caresses sexuelles, le parent qui commet un inceste utilise souvent la menace, parfois la violence. Il peut aussi convaincre son enfant que cet amour doit rester secret. De cette manière, il est sûr que son enfant ne va pas le dénoncer.

L'inceste est une situation très difficile à vivre pour l'enfant. Qu'il soit battu ou non, l'enfant a peur et

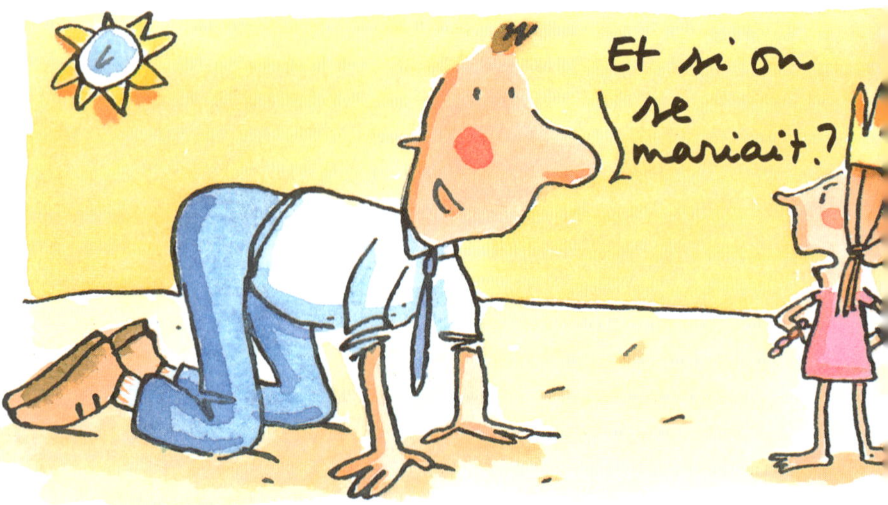

honte. Ses sentiments vis-à-vis de l'adulte sont confus. Il le hait parce qu'il sent au fond de lui-même que cette situation est anormale. Mais il l'aime également, parce que, malgré tout, cet adulte qui lui fait du mal reste l'un de ses parents. De plus, l'enfant victime ne sait pas toujours à qui en parler. Il craint les réactions des adultes. Qui va le croire?

Pourtant, il faut absolument en parler à un adulte. Sinon la situation risque de se prolonger. L'enfant en souffrira toute sa vie. Voilà pourquoi il existe des numéros de téléphone gratuits que vous pouvez appeler si vous vous retrouvez dans cette situation, ou transmettre à un copain qui en a besoin : le 119, mais aussi le 0 800 05 41 41 (Allô enfance maltraitée). À l'autre bout du fil, un adulte vous écoutera avec attention et pourra même appeler la police.

Les parents incestueux risquent jusqu'à 20 ans de prison, s'ils ont violé leur enfant de moins de 15 ans.

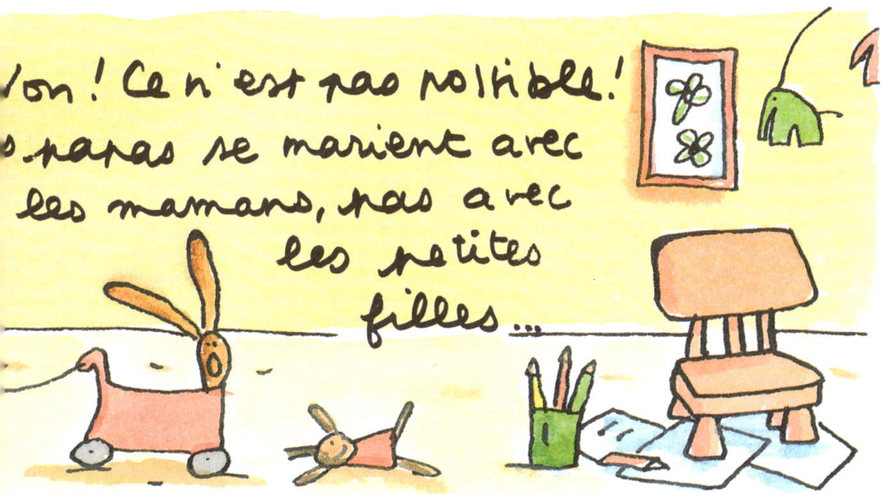
on ! Ce n'est pas possible !
papas se marient avec
les mamans, pas avec
les petites
filles...

FAIRE L'AMOUR ET AIMER

Heureusement, la découverte de la sexualité se déroule très souvent sans épreuve dramatique. Et dans l'amour. Faire l'amour avec la personne que nous aimons et désirons par-dessus tout est un véritable bonheur. L'amour enchante en effet toute notre vie. Quand on est amoureux, le moindre de nos gestes quotidiens devient merveilleux ! Bien sûr, il vous arrivera d'avoir des relations sexuelles avec une personne que vous désirez, mais que vous n'aimez pas de cet amour qui vous emporte. Cette relation-là vous apportera sûrement du plaisir et de l'expérience... Mais jamais ces sensations si particulières que procurent ensemble le désir et l'amour.

C'est pourquoi les relations sexuelles dans un couple sont importantes. Peut-être pensez-vous qu'elles peuvent devenir ennuyeuses avec le temps. Certains adultes le croient : « Faire l'amour toujours avec la même personne, quel ennui ! ». Ils oublient que faire l'amour avec une personne que l'on connaît bien peut permettre d'imaginer des « jeux » érotiques très agréables. Et puis, avec l'expérience, nous découvrons toujours des sensations et des plaisirs nouveaux dans notre sexualité.

À 40 ans, nous ne faisons pas l'amour de la même façon qu'à 18 ans. C'est pour cela que la sexualité ressemble à une véritable aventure : nous partons à la découverte de notre corps et de nos sentiments, nous apprenons à connaître les autres... Et nous-mêmes. Car, en faisant l'amour sincèrement, nous nous dévoilons à l'autre, avec nos forces et nos faiblesses, nos désirs et nos peurs. C'est peut-être pour cela que la sexualité nous effraie et nous fascine tout à la fois...

Alors, le jour où vous déciderez de découvrir cette partie intime de la vie, soyez heureux. Une longue aventure commence, avec vous-même et avec les autres...

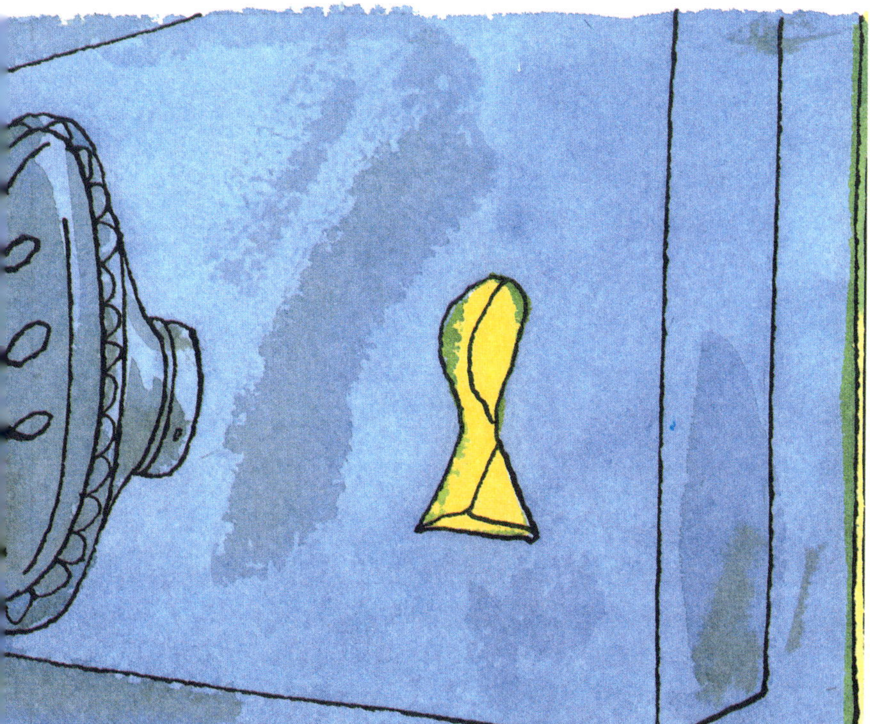

Conception graphique et réalisation : Rampazzo et Associés.
ISBN : 2-7324-2435-8
Achevé d'imprimer en 2001
sur les presses de Grafo, S.A. en Espagne.
Dépôt légal : septembre 2001